不生病的口腔健康力

老祖宗早知道，現代人更應該知道！
口水的神奇防護力，讓口腔不再是健康「破口」。

黃琇琴 著

The Power of Oral Health
How the Miracle of Saliva Prevents Illness

目錄 Contents

【自序】做好口腔基礎保健打造理想健康體質　6

【推薦】從小打好口腔健康基礎就是最好的禮物　10

【推薦】探索口腔的「健康密碼」解鎖身體防護力　14

【推薦】從口腔保健開啟全身健康管理新視角　18

【推薦】口腔微生物的和平就是身體的健康本錢　22

Part 1 口腔是人體第一道健康守門員　27

你的口腔健康嗎？　28

口腔的角色個個都是「尖兵」　33

口腔的角色 1 ｜嘴唇

口腔的角色 2 ｜牙齒

口腔的角色 3 ｜舌頭

口腔的角色 4 ｜咽喉

口腔的角色 5 ｜口腔黏膜

口腔的角色 6 ｜唾液腺

Part 2 健康小問題，就在口腔解決　45

不可不防的毛病 1 ｜口臭或口腔異味　*46*
不可不防的毛病 2 ｜嘴唇乾燥、嘴唇流血、口角炎　*51*
不可不防的毛病 3 ｜唾液腺功能障礙、口乾症　*58*
不可不防的毛病 4 ｜口腔黏膜炎 (Oral Mucositis)　*61*
不可不防的毛病 5 ｜口腔衰弱症　*64*
不可不防的毛病 6 ｜蛀牙、牙周病　*66*

Part 3 口腔黏膜有毛病，身體一定出問題　69

口腔黏膜──人體的神奇機制　*72*
口腔黏膜菌叢失衡 引發身體發炎危機　*77*
「菌從口出」才是身體最大的「隱性危機」　*82*
口腔內常見細菌 1 ｜鏈球菌
口腔內常見細菌 2 ｜牙齦卟啉單胞菌
　　　　　　　　　（Porphyromonas gingivalis，P. gingivalis）
口腔內常見細菌 3 ｜乳酸桿菌
口腔內常見細菌 4 ｜嗜血桿菌（Haemophilus）
口腔內常見細菌 5 ｜放線菌（Actinomyces）
口腔內常見細菌 6 ｜普雷沃氏菌（Prevotella）
口腔內常見細菌 7 ｜梭桿菌（Fusobacterium）

目錄 Contents

口腔菌叢和口腔疾病 87
口腔疾病 1 ｜蛀牙
口腔疾病 2 ｜牙周病
口腔疾病 3 ｜口腔癌

口腔菌叢和身體其他疾病 93
引發疾病 1 ｜咽喉炎
引發疾病 2 ｜食道癌
引發疾病 3 ｜胃部疾病
引發疾病 4 ｜發炎性腸道疾病
引發疾病 5 ｜大腸直腸癌
引發疾病 6 ｜阿茲海默症
引發疾病 7 ｜心血管疾病
引發疾病 8 ｜類風溼性關節炎

Part 4　原來口腔有最強的隱形保護力　*105*

口水「多不多」和進食大有關係　106
不只幫助消化的「神奇唾液」　109
口腔的最強守門員 1 ｜唾液中的酵素　112
口腔的最強守門員 2 ｜唾液中的口腔菌叢　114

口腔的最強守門員 3｜唾液中的乳鐵蛋白　*117*

口腔內的神奇特效藥──乳鐵蛋白　*125*

乳鐵蛋白的多重功效　*126*
乳鐵蛋白對口腔疾病的助益　*133*
解決口臭祕訣｜重建口腔內的菌叢平衡
解決口乾祕訣｜修復受損的唾液腺
解決口腔黏膜炎的祕訣｜抗發炎減緩不適
解決蛀牙的祕訣｜抑制口腔微生物的生長
解決牙周病的祕訣｜避免蝕骨細胞過度活化
解決咽喉炎的祕訣｜干擾病原體啟動免疫系統
解決牙齒黑斑的祕訣｜阻斷硫化物和鐵結合
乳鐵蛋白對身體疾病的助益　*143*
乳鐵蛋白與消化系統疾病
乳鐵蛋白與免疫系統疾病
乳鐵蛋白與嬰幼兒健康
乳鐵蛋白與阿茲海默症
乳鐵蛋白的神奇遠遠超乎我們的想像　*147*

自序

做好口腔基礎保健
打造理想健康體質

「病從口入」通常是指吃了不潔的食物，造成急性腸胃炎，或是長期吃了不健康的食物，導致身體上的疾病，純粹是從食物的角度切入。殊不知，口內其實還有肉眼不可見，更細微的部分，屬於唾液和微生物之間交互作用的影響力，正在口中「作亂」，說是「病從口入」也恰如其分呢！

隨著大家對健康意識的提升，我們對腸道益生菌和腸道菌叢平衡的重要性，已有一定程度的認知，也知道腸道是體內菌叢最複雜的部位。但對於人體菌叢第二複雜的部位——**口腔**——卻鮮少有人注意到。

從許多報章雜誌的報導中，我們或許已經知道牙周病會引發心血管疾病，甚至阿茲海默症，但大多數的人在看

完後,通常只會單純覺得自己增加了一些知識,完全缺乏和切身息息相關的真實感和迫切感,總認為牙周病只不過是口腔的小毛病之一,大不了就是掉顆牙,之後補個假牙或植牙就行了,不用太大驚小怪。

乳鐵蛋白在口腔的大任務

但隨著乳鐵蛋白的應用層面越來越廣,國外也開始在口腔保健上開發應用乳鐵蛋白的口腔保健產品,同時也對這些產品進行一些臨床實驗,包括:防口臭、蛀牙、治療牙周病、口腔發炎等。

在我梳理了乳鐵蛋白在口腔應用的相關文獻後發現,

自　　序

　　乳鐵蛋白存在於唾液中的目的，除了修護口腔黏膜組織和抗發炎外，另外的重要任務之一便是平衡口腔中的菌叢。

　　如果以人類細胞的組成數量而言，只有10%是屬於人類自己的細胞，其餘90%是微生物，這些微生物大多棲息於皮膚、腸道和口腔內。這些微生物自古以來就和人類共生，影響人體機能的運作，人體的許多疾病都和我們共生的微生物息息相關，一旦微生物出了問題，連帶的，我們的身體機能也會受影響。

　　在經過抽絲剝繭大量閱讀文獻後，我才驚覺，原來口腔內的微生物也會經由消化道系統或口腔黏膜的破口進我們體內其他器官，產生或是加劇許多我原來沒有想到的疾病，而更超乎我想像的是，唾液就是我們救命的瓊漿玉液。

老祖宗早就發現的保健祕密

　　相信不少人可能和我有相同的記憶，小時候受傷，祖母總是要我用口水塗一塗就好了，小貓小狗受傷也是口水

舔一舔就好了，那是因爲唾液也就是我們俗稱的口水內，含有包括抗菌、調節免疫、促進細胞增生、幫助消化的酵素和一些微量元素。有些研究報告甚至指出，口水中最重要的成分是乳鐵蛋白。對於長期研究乳鐵蛋白的我而言，自然是100%認同。賣瓜說瓜甜這是肯定的，但它甜肯定有甜的道理。

我希望這本書可以提醒大家更關注口腔保健，並能認知到，不只要求牙齒健康，還要保有充足的唾液，而且要稍微發揮一些想像力，想像口腔內是個充滿微生物的世界，必須兢兢業業持續保持這個世界的和平。也就是將所有的潛在疾病都擋在口腔層次並解決它，避免深入到身體其他部位。因此，口腔健康了，整個身體也就健康了。

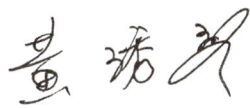

推薦序

從小打好口腔健康基礎 就是最好的禮物

作為一名兒童牙醫,我深知口腔健康在孩子成長中的重要性。然而,大多數家長往往僅關注蛀牙和牙齒清潔,忽略了口腔黏膜、唾液分泌等對健康的重要影響。因此,我推薦這本書,因為它不僅涵蓋了牙齒的基本護理,更深入解釋了口腔黏膜、菌群平衡與全身健康的相互作用。我相信家長們在閱讀後,將更了解如何從兒童時期就開始為孩子的健康鋪路,建立良好的健康基礎。

口腔黏膜,您不知道的「隱形護盾」

黃琇琴博士在本書第一部分探討了口腔的多重角色,包括嘴唇、牙齒、舌頭等對健康的維護。對於小朋友來說,口腔健康往往是全身健康的第一道防線。在臨床上,

我經常見到一些孩子因免疫力較低，容易出現口腔黏膜炎，或是因為不良飲食習慣而導致唾液分泌不足。這些情況不僅影響日常生活，更可能使孩子在未來增加罹患其他疾病的風險。本書詳細闡述了口腔中每個細節的功能，並指出如何及早關注和保護這些部位，讓孩子從小就有健康的口腔屏障。

　　此外，在門診中經常會發現家長帶孩子來檢查時，才發現孩子有口乾或口臭等問題，這些看似「小問題」往往是潛在口腔問題的徵兆。例如，唾液腺功能障礙可能會影響孩子的飲食和消化，進而影響發育。本書提供了多項日常防護策略，從唇部保養、飲水習慣到健康飲食，幫助家長在家中就能輕鬆識別和處理這些問題，讓孩子免於不必要的疼痛和健康隱憂。

推薦序

　　根據臨床經驗，部分孩子因飲食不均衡或長期服用抗生素，會導致口腔菌叢失衡，進而引發炎症或其他健康問題。黃琇琴博士在書中清楚的說明口腔菌叢失衡時，可能引起的各類全身性疾病，如發炎性腸道疾病等。這些內容不僅讓讀者理解口腔與身體的相互關聯，還能讓家長更具體地了解菌叢平衡的重要性，進而採取適當的預防措施，讓孩子遠離潛在健康危機。

讓人眼睛一亮的「超能力」

　　對孩子而言，唾液並不僅是用於消化，還在保護口腔黏膜、防禦病菌等方面發揮著重要作用。我也經常在門診時提醒家長，口水多寡會影響到孩子的蛀牙風險和整體口腔健康，看到書中詳述唾液中成分如何幫助孩子維持口腔健康，避免蛀牙和口腔疾病時，更感受到作者的用心。我相信這些知識將幫助家長了解，平日簡單的飲水、健康飲食及適當的口腔保養，都是維持唾液健康、促進口腔功能的重要方法。

多年的臨床經驗告訴我，許多兒童口腔疾病，如口腔黏膜炎、口乾症等，都與免疫力密切相關，作者以她的專業角度提醒了我們乳鐵蛋白在抑制口腔細菌生長、減輕口腔炎症反應的多重效益，為家長提供具體應用建議，讓孩子能夠以天然的方式維持口腔健康，提升身體抵抗力。

　　要知道，口腔健康不僅是外表的乾淨清新，對孩子來說更是身體健康的基礎。在閱讀這本書後，您將發現，從口腔的細菌到唾液分泌，許多微小的細節都可能影響孩子的一生健康。作為兒童牙醫，我強烈建議家長們將口腔保健納入孩子的日常照護中，幫助孩子打好口腔健康的根基，讓他們在成長過程中有更多自信、活力與健康的生活品質。

中國醫藥大學附設醫院牙醫部兒童牙科主任

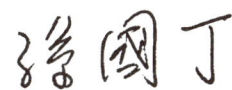

推薦序

探索口腔的「健康密碼」解鎖身體防護力

　　本書作者黃琭琴博士是細胞生物學領域的專家，在她的新作《不生病的口腔健康力》中，以全新視角探索口腔細菌對人體健康的全面影響。對於許多人來說，口腔健康的範疇似乎僅限於牙齒清潔與口氣清新。然而，這本書揭示了更深層次的關聯，深入探討口腔黏膜、唾液腺、口腔菌叢等各個細節如何與身體其他系統交織成為健康的關鍵防線。因此，這本書不僅提供了改善口腔健康的策略，更傳授了提升整體健康的知識與方法。

口腔是人體健康最初的「防火牆」

　　為了讓讀者更了解口腔的重要性，黃博士透過詳盡的分析，帶領我們探討口腔在人體防禦系統中的核心角色。

從嘴唇、牙齒到舌頭、咽喉,甚至到口腔黏膜,每一個部分都各司其職,形成立體的防護網。作為專業牙醫及齒科研究者,我也鼓勵讀者深入認識口腔結構,理解口腔對我們的重要性,要知道,口腔除了幫助我們進行飲食外,更是外界細菌和病毒的「防火牆」,能有效減少有害物質的入侵。

特別是在口腔保健方面,作者細心的提供許多實用技巧,有助於讀者在日常生活中預防和處理各種口腔問題,進而維持良好的生活品質。與一般的口腔保健建議不同,黃博士以其專業研究背景,從過去被忽略的口腔黏膜角度出發,提醒我們不能讓病菌有機可乘。她引用大量文獻,強調了口水在保持口腔健康中的妙用。

推薦序

深入解析乳鐵蛋白的多重功效

　　和坊間其他書籍不同，最讓人眼睛一亮的部分是作者對乳鐵蛋白多重功效的介紹。乳鐵蛋白已被證實在抗菌、抗發炎和促進免疫系統功能方面具有顯著效果，但黃博士進一步指出，乳鐵蛋白在治療口臭、口乾症、口腔黏膜炎、蛀牙和牙周病等方面也有卓越療效。書中還提供了許多具體的應用建議，幫助讀者在日常生活中運用這些知識來改善口腔健康。

　　總結來說，黃琇琴博士的《不生病的口腔健康力》是一本兼具科學性和實用性的著作。她以專業的視角和豐富的研究成果，全面介紹了口腔健康對於全身健康的重要性。閱讀這本書，讀者不僅可以學到如何保護口腔健康，還可以掌握提升整體健康的新知識。無論是對口腔健康有基本認知的讀者，還是追求更深層次健康知識的人，這本書都將帶來莫大的幫助與啟發。

讓我們從今天開始，重視口腔保健，從而增強免疫力，降低疾病風險，並提升生活品質。每一口的健康，都將成為我們守護全身健康的基石。

敏勝牙醫診所院長、部定助理教授、日本九州齒科大學齒學博士

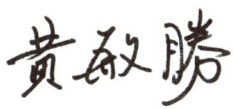

> 推薦序

從口腔保健開啟
全身健康管理新視角

　　現代醫學研究已經充分證明，口腔健康不僅影響我們的咀嚼和言語功能，更直接關係到我們的整體健康。隨著對口腔與身體系統性疾病的研究逐步深入，越來越多的科學家和臨床醫生開始關注如何通過維護口腔健康來減少其他潛在疾病的發生。本書《不生病的口腔健康力》由生物醫學和乳鐵蛋白研究領域專家黃琇琴博士執筆。黃博士在乳鐵蛋白領域深耕二十餘年，專業成就斐然，擁有多項重要專利，並在國際專業期刊上發表了多篇學術論文，她對乳鐵蛋白的深刻見解和科學成果使得本書內容更具權威性和實用價值。

　　本書從口腔的生理解剖構造開始，詳細介紹了嘴唇、牙齒、舌頭、咽喉、口腔黏膜及唾液腺的各自作用。這些看似不起眼的器官部位，實際上擔負著保護身體免受病原

體侵襲、協助營養吸收等重要職責,堪稱人體的「第一道健康守門員」。書中一一解釋了這些角色如何在日常生活中保護我們的身體,並通過豐富的實例說明它們的作用,讓讀者在閱讀過程中深刻理解口腔健康的重要性。

解決口腔小問題就能免除身體大麻煩

書中還深入探討了我們經常忽視的「小問題」,如口臭、嘴唇乾燥、口腔黏膜炎、牙周病等。黃博士幫助讀者從日常小症狀中識別出潛在的口腔問題。這些症狀看似微不足道,卻可能成為其他疾病的信號,例如口腔乾燥症可能預示著唾液腺功能減退,口臭也可能暗示著口腔菌叢失衡或胃腸道疾病的潛在風險。通過淺顯的語言和具體的案例,讓讀者不僅意識到口腔健康的必要性,更學會如何及時應對這些症狀,以降低健康風險。

特別值得一提的是,黃博士以其專業研究者的角度,介紹「乳鐵蛋白」,這是一種存在於唾液中的蛋白質,具有維護健康的多重功效,這也是為何乳鐵蛋白的補充在近

> 推薦序

年備受重視。本書介紹了乳鐵蛋白在口腔及全身健康中的應用，特別是其對多種口腔疾病的防護效果。它對口腔菌叢平衡具有顯著影響，能夠有效抑制致病細菌的生長，並減少牙齦發炎、口腔黏膜炎症等問題。同時，乳鐵蛋白還有助於唾液腺功能的恢復，從而改善口乾、口臭等常見症狀。此外，它具有天然的抗菌、抗病毒及抗氧化功能，可有效增強人體免疫力，並對消化系統、神經系統及心血管系統的健康發揮積極作用。

以專業見證乳鐵蛋白的多重功效與潛力

黃博士在本書中進一步闡述乳鐵蛋白如何幫助調節免疫反應、抑制病原體增殖，以及其對各類口腔問題的防治效果，例如減少蛀牙風險、改善牙周病、緩解口腔黏膜發炎等。不僅如此，還特別探討了乳鐵蛋白對全身健康的多種功效，包括對消化道疾病的保護、對免疫系統的增強，並指出其對於嬰幼兒和阿茲海默症患者的潛在益處。這不僅使讀者對乳鐵蛋白有更全面的認識，更使人們意識到它在醫學健康保健中的潛力和價值。

本書在科學性和易讀性之間找到了良好的平衡點。每一章節都循序漸進地帶領讀者探索口腔健康的科學真相，讓醫學知識深入淺出，有高度的實用價值。不論您是專業醫護人員，還是普通大眾，都可以在本書中找到符合自身需求的口腔健康知識和保健方法。

　　希望此書的出版能讓更多人認識到口腔健康的重要性，並透過日常保健有效預防疾病。從「健康守門員」的維護到乳鐵蛋白的多重功效，本書不僅展示了口腔健康的廣度，也開啟了探索健康管理的新視角。期待這本書能成為大家生活中不可或缺的健康指南。

台大醫學院 解剖學暨細胞生物學科暨研究所 主任／所長／教授

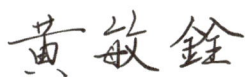
黃敏銓

> 推薦序

口腔微生物的和平
就是身體的健康本錢

　　黃琇琴博士是位長期投身科研的傑出學者，她在作者序中說：「我希望這本書可以提醒大家更關注口腔保健……，而且要稍微發揮一些想像力，想像口腔內是個充滿微生物的世界，必須兢兢業業持續保持這個世界的和平。」

　　我國的口腔保健在全球排名是後段班，WHO建議五歲兒童無蛀牙率應該保持在九成以上，我們卻只有兩成不到，和近視一樣稱霸全球。成人的牙周病比例也將近九成。WHO致力於推動「8020」計劃，目標是在80歲時，至少保有20顆自然牙齒。瑞典已達成，美國僅差一步，日本剛過50%，我國還遙遙無期。

　　我終身研究微生物，談到口腔，首先就關心口腔微生

物,接著就一定會問該如何保健口腔菌,如何兢兢業業保持這個微生物世界的和平。

別讓口腔關鍵病菌打壞平衡

　　口腔是全身生態最複雜的部位,牙齒,舌頭,咽喉,黏膜,各部位的微生物相,都大不相同,複雜度僅次於腸道菌相。有趣的是,口腔直接對外界開放,而且每天處理大量的食物,但是,口腔微生物相卻非常恆定,甚至不同國家地區健康人的口腔核心菌相都類似。

　　有項研究每天追蹤唾液菌變化整整一年,竟然有99.7%的菌完全不變。科學家這樣解釋,口腔環境非常特別,所以養出一群非常特別的菌,從出生時,這群菌就在

> 推薦序

口腔各個適合自己的地區，形成生物膜，鞏固地盤。也因此，不論地域種族，不論生活飲食習慣，只要身體健康，口腔菌相看來都很相像，因為口腔環境的獨特性，壓過了其他種族環境因素的差異性。

當有了蛀牙，或牙周經常發炎，穩固的口腔菌相就開始感受壓力，一旦讓所謂的口腔「關鍵病菌」站穩了腳步，情況就急轉直下。「牙齦卟啉單胞菌」被認定是牙周疾病的關鍵病菌，只要少量就可以破壞正常口腔菌相，加速牙齦組織損傷。牙周病再惡化下去，全身發炎指標飆高，動脈硬化，心肌梗塞、糖尿病，甚至多種癌症的罹患機率都會上升。

如此一來，要如何加強口腔微生物體的恆定性，有效抑制關鍵病菌？

用乳鐵蛋白為口腔存好健康本錢

本書作者長期研究乳鐵蛋白，深知乳鐵蛋白的神奇功效，她說「小時候受傷，祖母總是要我用口水塗一塗就好

了」,那是因為唾液富含多種生理活性物質,表現包括抗菌、調節免疫、促進細胞增生等功效,更重要的是唾液含有高量的乳鐵蛋白,它們隨時巡邏守衛,保護口腔免受細菌感染,並維持口腔內的菌相平衡,是維護口腔健康的最佳守門員。

不過,我還是要苦口婆心地提醒大家,重要的是天天做好基本功夫,勤刷牙,正確刷牙,少吃甜食,真的想吃,寧願在用餐時一起吃,不要時不時,想到就吃,還有找家鄰近方便的牙科,與醫師打好交情,定期去做牙齒保養,至少半年一次吧。

亞洲益生菌權威、陽明大學產學講座教授

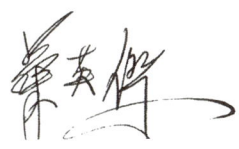

Part **1**

口腔是人體第一道健康守門員

你對口腔了解多少呢？提到口腔出問題，
大多數人第一個直覺就是蛀牙、或是嘴破，但卻不知道，
口腔的健康狀況對人體的影響非常大。
對口腔了解的越多，就是維繫身體健康的第一步喔！
現在，就來檢測看看你的口腔是否夠健康！

你的口腔健康嗎？

Part 1 口腔是人體第一道健康守門員

「你的口腔健康嗎？」聽到這個問題，你會怎麼回答呢？你會肯定的說「嗯，我沒有蛀牙，應該算是很健康吧！」還是會問「我有時候刷牙會流血，這樣是不是就不健康了呢？」又或者擔憂的說「啊，我常口臭，這和口腔健康有關係嗎？」

提到口腔是否健康，大多數的人第一時間想到的「不健康」可能是「會不會牙痛？」「有沒有牙周病？」「是不是有口臭」等等。畢竟每個人都希望能夠擁有一口潔白的牙齒和清新的口氣，因此牙齒的潔白，口氣的清新，常做為口腔健康的判斷標準。

但我在此問的口腔是否健康可能和你想的有一點不同。除了有沒有蛀牙、是否有口臭外，聲音沙啞，講話說不清楚，都可能和口腔的健康程度有關，因此，口腔健康不健康

沒有你想像的那麼簡單喔！

想知道自己的口腔是健康嗎？以下是簡單的自我評估，請根據你目前的困擾勾選最符合的狀態，就可以幫助你進一步了解你的口腔健康程度喔！

現在，就來回想一下，出現以下這些情況的發生頻率，如果頻率高，那麼可能你的口腔已經出現警訊了！

口腔健康自我評估表

	題目	無	偶爾	經常	總是
Q1	您是否早上刷牙時，常覺得牙齦紅紅痛痛的？	☐	☐	☐	☐
Q2	您是否刷牙時會流血，但不覺得痛？	☐	☐	☐	☐
Q3	您是否常出現嘴巴破皮，有時還不只一個？	☐	☐	☐	☐
Q4	您是否有時候牙齦或舌頭會有搔癢感？	☐	☐	☐	☐
Q5	您是否常覺得嘴唇乾燥，有時候還會破皮流血？	☐	☐	☐	☐
Q6	您是否會常覺得口乾舌燥？	☐	☐	☐	☐
Q7	您是否容易蛀牙？	☐	☐	☐	☐
Q8	您是否有時會覺得舌頭疼痛？	☐	☐	☐	☐

題目	無	偶爾	經常	總是
Q9 您吃了麵包、餅乾、烤番薯等會吸水的食物後,是否會覺得不好吞?	☐	☐	☐	☐
Q10 您是否說話時,會覺得咬字不清楚,說不順呢?	☐	☐	☐	☐
Q11 您是否常覺得喉嚨乾癢想咳?	☐	☐	☐	☐
Q12 您是否常覺得喉嚨卡卡的,有異物感?	☐	☐	☐	☐
Q13 您是否常覺得舌苔有點厚厚的?	☐	☐	☐	☐
Q14 您是否常覺得喉嚨像是有痰,卻咳不大出來?	☐	☐	☐	☐
Q15 您是否吃東西,甚至吞口水時會很容易嗆到?	☐	☐	☐	☐
Q16 您是否會經常聲音沙啞,喝水也不大能改善?	☐	☐	☐	☐

從這份自評表中,如果你的答案都是出現經常、總是的時候,就表示你的口腔健康程度可能並不如你想像中的沒問題!

事實上,大多數的人對自己口腔的健康可能都太高估了。例如常覺得口乾舌燥,很多人都以為是水喝得不夠,導致身體缺水,造成口乾舌燥,卻發現不管水喝的多還是少,都不能緩解;又或是聲音沙啞、喉嚨卡卡、甚至連講話是否

口齒清晰，事實上都和口腔的健康程度有關。是不是覺得不可思議，原來除了蛀牙、牙齦流血等症狀外，我們口腔健不健康，影響的範圍境這麼大。而且忙碌的現代人，總認為口腔的小狀況是小事，因此往往輕忽了自己口腔的健康。

如果從上表的評估結果發現自己的口腔不大健康，那更要注意的是，口腔的健康程度關係的可不只是牙齒、口氣而已，也和我們全身的健康可是大有關係喔！

為什麼我會說口腔健康和全身健康大有關係呢？因為口腔健康是身體健康的「前哨站」，這並非我危言聳聽，世界衛生組織甚至提出「口腔健康為身體健康之本」的口號呢！

這也是現代醫學之所以越來越重視口腔健康的緣故，因為口腔除了牙齒、舌頭外，還包含了牙齦、牙齦的支撐組織，上下顎、口部黏膜、舌頭、嘴唇、牙齒、唾液腺、咀嚼肌、神經等。

從越來越多的醫學研究發現，慢性的口腔感染和糖尿病、中風、心臟及肺部疾病，甚至嬰兒出生體重過低及早產都有關聯。因此，口腔健康除了是我們已知的蛀牙、牙周病、口臭，口內炎外，也反映著我們的身體狀況。

雖然和心肝肺腸胃腎等器官與生理系統相比，口腔可能不是大家習以為常的「重要」部位，但輕忽口腔健康，也非

常有可能為身體帶來大麻煩喔!

從本書一開始到現在,一直提到「口腔」,到底「口腔」指的是那些部位呢?有著哪些功能?就讓我們先一一來認識口腔的組成「角色」,有了基本的認識之後,將可以幫助我們更進一步的了解口腔各角色和我們身體之間的關係,以及如何影響我們的健康!

圖1 口腔是外物進入人體的通道

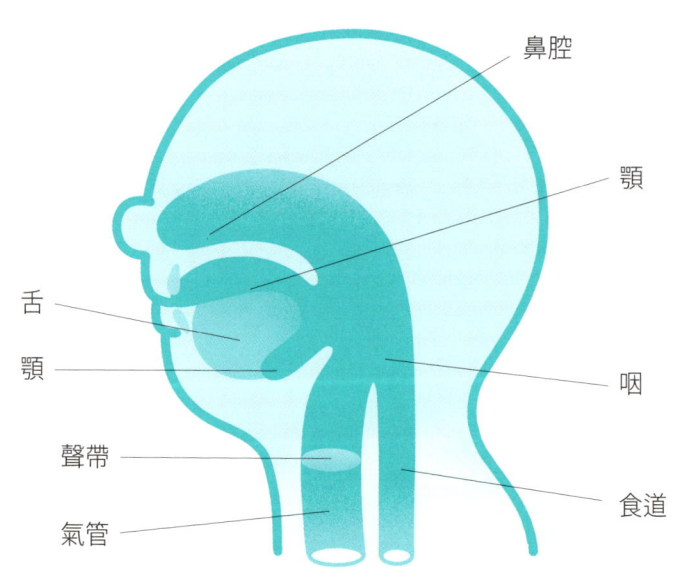

Part 1 口腔是人體第一道健康守門員

口腔的角色
個個都是「尖兵」

口腔的多重功能：從進食到溝通

什麼是口腔？口腔是我們進食的入口，也是消化道的第一個關口（圖1）。當我們進食的時候，口腔內的牙齒負責磨碎和切斷食物，口腔的咀嚼加上唾液（口水）的滋潤與分解，可以先讓食物變得更為鬆軟、易吞食，幫助胃更容易消化食物。

除了進食提供「能量」外，口腔也扮演著重要的「溝通」功能。因為我們口腔也是組成發音和語言的重要器官，所以說話清不清楚，也都和口腔肌肉的協調有很大的關係。另外，當我們想要表示開心、傷心、生氣等情緒時，這些不同情緒的臉部表情，也必須運用口腔與面頰肌肉才能達成，因此口腔在我們維繫生命、說話溝通以及情感表達等功能上相當重要！

Part 1 口腔是人體第一道健康守門員

雖然口腔對各位讀者來說，可能不像身體內的其他器官例如，心肝胃等來得神秘，畢竟我們每天對著鏡子刷牙時，張開嘴巴就可以清楚的看到牙齒、舌頭，把嘴巴張大一點還可以看到牙齦，因此口腔對大家來說一點都不陌生。但事實上，口腔除了剛提到牙齒、舌頭、牙齦外，還有許多值得認識的「部位」喔！

現在，就讓我們一起重新認識口腔的重要角色（圖2）！

圖2 口腔部位圖

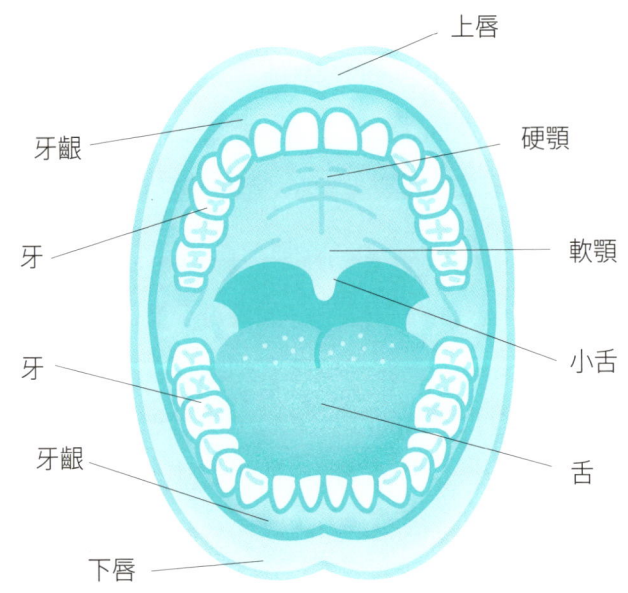

- 上唇
- 硬顎
- 軟顎
- 小舌
- 舌
- 下唇
- 牙齦
- 牙
- 牙
- 牙齦

口腔的角色1｜嘴唇

　　沒想到吧！嘴唇也算是口腔的一部分，只不過是在「口腔外」。嘴唇分成上下兩個部分，不論張口、或是閉口，嘴唇的動作由口腔內部肌肉來控制，除了進食外，也是我們說話、發音的重要器官。

　　冬天時，你會發現嘴唇的顏色會改變，或者身體有狀況時，嘴唇也會變白或是變紫，那是因為覆蓋在嘴唇上的皮膚比較薄，因此透過嘴唇的顏色可以了解身體的狀況。正常情況下，嘴唇看起來會是紅色，但如果發現嘴唇顏色偏紫或是偏白，這可能反映出身體的體溫和血量出現不尋常的狀況，需要特別留意。

　　除了嘴唇的顏色出現變化，嘴唇如果容易乾燥、甚至破皮、出血，那麼可能就是身體的警訊。

口腔的角色2｜牙齒

　　說到牙齒，大家一定不陌生，因為從小到大，我們都被教育要好好的照顧牙齒的健康。但對牙齒的結構，你還記得多少呢？

　　從圖3牙齒結構圖中，可以清楚看到最外層的就是露在牙

圖3 牙齒結構圖

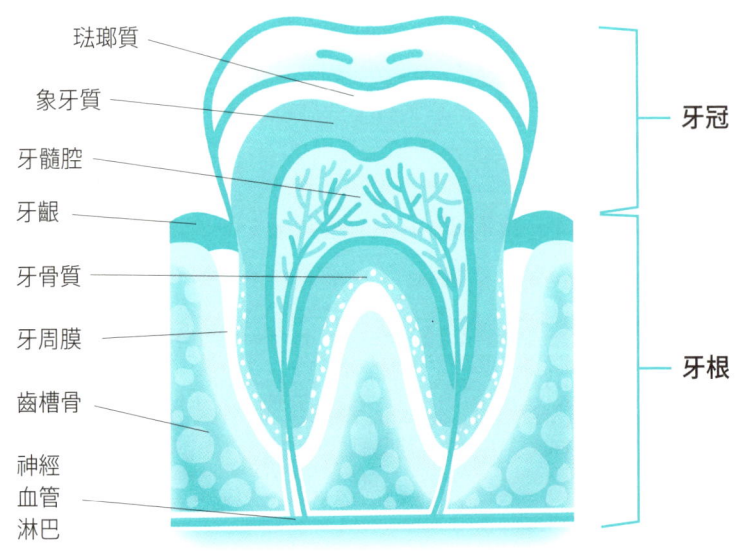

齦外的牙齒部分,稱為牙冠。牙冠有三層,分成琺瑯質(牙釉質)和象牙質(牙本質)和牙髓(牙髓腔)。琺瑯質在最外層,是防止蛀牙的第一道防線,由鈣和磷等礦物質所構成。千萬別以為它看起來不起眼就小瞧它,它可是比骨骼還要硬的物質,能夠保護內層的牙髓組織不受細菌侵犯。如果琺瑯質被破壞了,我們碰到冰、熱、酸等食物時,牙齒就會變得敏感,容易出現有痠疼感,而且牙齒的顏色看起來也會比較暗黃。通常,這也是一種警示,提醒我們應該要看牙醫

了,否則一旦琺瑯質被破壞是無法再生的。

牙冠的第二層是象牙質,比琺瑯質軟一些,內含許多神經末稍,如果蛀牙菌已經侵入到象牙質,我們就會明顯感受到疼痛,通常到這時候的蛀牙情況算是比較嚴重,牙醫也會看情況作進一步的處置,嚴重時,可能就會需要拔牙。

牙冠的最內層是牙髓,裡頭有結締組織和神經、血管,負責供應牙齒的營養和傳遞牙齒的感覺訊息。

至於牙齦內的牙根也有三層,最外層是牙骨質,硬度比琺瑯質小,除了可以保護牙髓外,還有固定牙齒的作用;牙根的第二層也是象牙質,第三層是牙髓,與牙冠內的牙髓相連,一樣有結締組織和神經、血管,關係著牙齒的營養和透過神經傳遞訊息。

牙齒材質堅硬,是我們咀嚼食物的重要幫手,一但牙齒出現問題,將大大影響我們進食,因為關係著養分的攝取,對身體健康的影響當然非同小可。

通常提到口腔健不健康,蛀牙與否就是最明顯的症狀。會不會蛀牙,主要和個人的衛生習慣有關,但有些人卻更容易蛀牙,更代表的是口腔已經出現健康警訊喔!

口腔的角色3｜舌頭

口腔內的舌頭，應該是除了牙齒外，我們最熟悉的部份了。小嬰兒還不會說話時，也會不由自主的吐吐舌頭，慢慢練習控制舌頭，練習發各種的聲音，最後學會說話。現在的你，可能會覺得舌頭相當靈活好控制，沒錯，舌頭可以說是口腔器官中最靈活的部位了，因為舌頭由許多錯綜複雜的肌肉組成，因此我們可以控制動作。

另外，我們可以嚐出酸甜苦鹹等味道，也和舌頭上的味蕾有關。像是舌尖負責甜味，舌根負責苦味，舌體（舌頭中間部位）和鹹味有關，舌緣則和酸味有關。

舌頭會不會有狀況呢？除了不小心自己咬到舌頭或是被喝太熱的湯水導致舌頭受傷外，一但口腔內的細菌失衡，或是受到外來細菌的感染，也會讓舌頭發炎喔！

口腔的角色4｜咽喉

口腔的最深處有一個「出口」，其實也是口腔的一部分，那就是「咽喉」。咽喉位於我們的消化道和呼吸道交會處，是連接口腔、鼻腔、食道、氣管的重要部位。

咽喉分成三個部位，軟顎以上稱為「鼻咽」；軟顎以

下、會厭以上稱為「口咽」；會厭以下，喉部以上稱為「喉咽」。我們吃進去的食物、吸進去的空氣，都會經過咽喉。其實不用多想，我們食物的能量、氧氣的進出入口若出現障礙，對人體會有多大的影響呢！

當你吃東西容易鯁到，或是有吞嚥上的困擾時，很有可能就是這個部位有了狀況！

口腔的角色5｜口腔黏膜

提到口腔的結構，最容易被大家「想不到」的，應該就是「口腔黏膜」了，但偏偏口腔黏膜的健康與否，卻是左右口腔健康的重大關鍵，到底口腔黏膜是什麼呢？

口腔黏膜（圖4）是覆蓋於口腔內的薄膜組織，分成上皮層（epithelium）和固有層（lamina propria）。上皮為多層次的扁平上皮細胞所組成，只有在硬顎顎部出現角質化，固有層則是一層薄薄的結締組織，向上皮突起形成乳頭，內含豐富的毛細血管，因此新鮮黏膜會呈現紅色。

口腔中數量眾多的小唾液腺就是分布在黏膜的固有層中；乳頭及上皮內佈有許多的感覺神經末梢。在口腔底部的上皮非常薄，具高通透性，有利於物質的吸收，因此有些藥物會含在舌根下，幫助吸收，例如治療心絞痛時含的硝酸甘

圖4 口腔黏膜角質與非角質化構造圖[1]

非角質化口腔上皮
(Non-keratinized oral epithelium)
頰部、舌下
(buccal, sublingual)

角質化口腔上皮
(Keratized oral epitehlium)
牙齦、顎部(gingiva, palate)

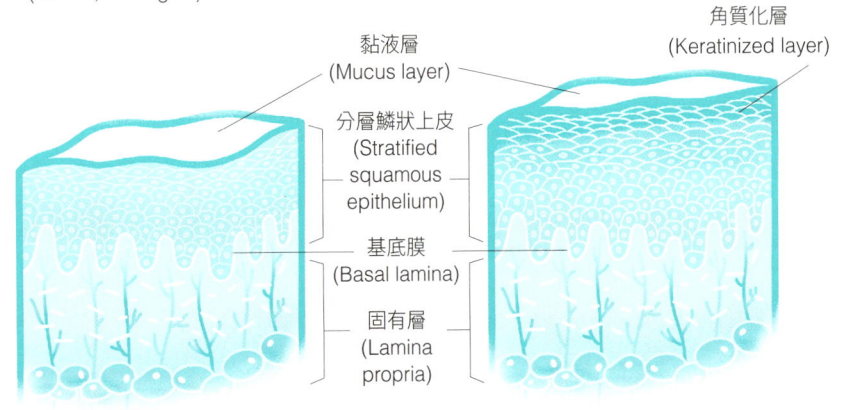

黏液層 (Mucus layer)
角質化層 (Keratinized layer)
分層鱗狀上皮 (Stratified squamous epithelium)
基底膜 (Basal lamina)
固有層 (Lamina propria)

油就是靠口腔黏膜來吸收。

此外，口腔黏膜[1]的組織型態根據位置和功能可分成以下三類：

一、**咀嚼性黏膜 (masticatory mucosa)**：顧名思義和咀嚼 (mastication) 有關，主要包括牙齦 (gingiva) 和硬顎 (palate)；能承受咀嚼時的壓力和摩擦，具有角質化的上皮，在上皮和固有層的交界有鋸齒狀接合，可以防止我們吃東西時上皮和固有層分離，直接與骨頭（骨膜）相連。

二、**內襯性口腔黏膜 (lining mucosa)**：無角質化的上皮和固有層，比咀嚼性黏膜厚，有彈性可伸展。除了舌背(dorsum of tongue)、牙齦和硬顎外，所有黏膜都屬此類。上皮和結締組織的交界較平坦，隔著肌肉和骨頭相連，不同於咀嚼性黏膜，具有較疏鬆的黏膜下層。固有層含膠原纖維、彈性纖維和網狀纖維會往肌肉（即黏膜下層的方向）拉住(retract)口腔黏膜，避免在咀嚼時，因黏膜的凸出 (bulging) 而咬到。

三、**特化性口腔黏膜 (specialized mucosa)**：如舌背，具有味蕾(taste buds)和感覺功能。

口腔黏膜的功能

一、**保護**：能保護深層組織和器官，避免受到壓力、牽拉、切力和磨擦的影響，例如硬顎和附著牙齦的黏膜具有角質層，能避免像是食物的摩擦；同時黏膜會緊密附著在下方的骨組織上，因此可以承受切力和壓力。頰黏膜因較易活動並具彈性，像是我們張大嘴巴時，可以幫助組織擴展，減緩牽拉力的影響，因此可以預防表面損傷，例如牙齒咬合或是吃硬物等。此外，口腔黏膜上皮也是重要的防禦屏障，因此可以阻擋口腔微生物及毒素進入體內，具有一定的免疫功能。

二、**感覺**：口腔黏膜擁有溫度、觸覺和痛覺的受器，因此能對外界刺激作出反應，例如吞嚥、嘔吐和分泌唾液，具有保護作用。另外，舌背上的味蕾能感知氣味分子，屬於特殊的感覺系統。

三、**分泌**：口腔黏膜能分泌唾液讓口腔黏膜保持在潮濕狀態。

正因為口腔黏膜對口腔有巨大的功能，一但口腔黏膜有了狀況，就代表口腔的健康正面臨危機！

口腔的角色6│唾液腺

除了上面提到的口腔黏膜外，另一個容易被我們忽略，卻對口腔健康影響甚鉅的口腔部位就是「唾液腺」。

唾液腺（圖5）主要分成三個部分：腮腺、頜下腺、舌下腺[2]。唾液腺分泌出的唾液口水，具有滋潤口腔黏膜、稀釋食物和分解澱粉重要功能，正常情況下，每人每天可以分泌1到1.5公升的唾液。

當我們進食時，食物會刺激口腔黏膜的感覺神經，再將訊息傳到腦的唾液中樞，刺激唾液腺分泌唾液。唾液的分泌

圖5 人體唾液腺分佈圖[2]

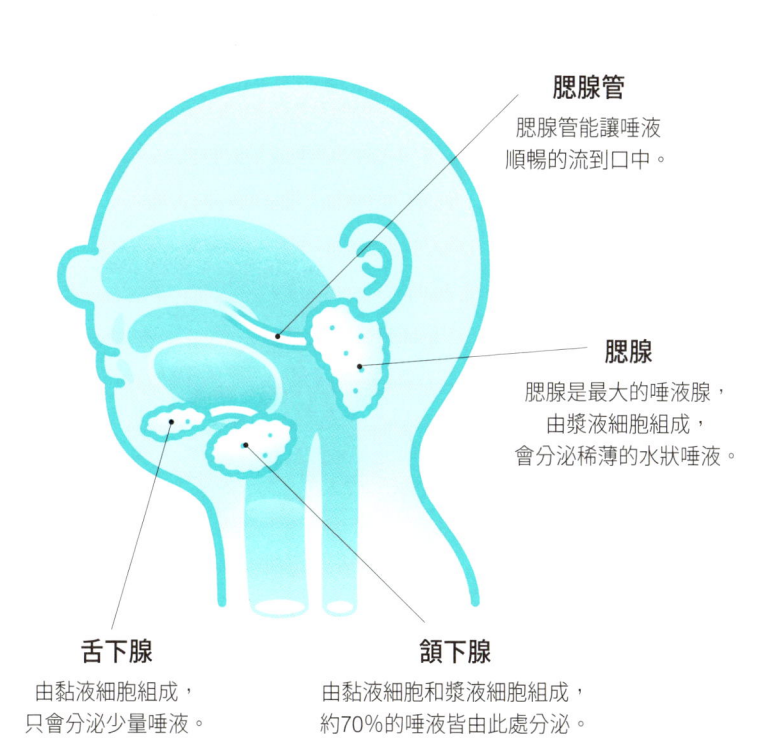

腮腺管
腮腺管能讓唾液順暢的流到口中。

腮腺
腮腺是最大的唾液腺，由漿液細胞組成，會分泌稀薄的水狀唾液。

舌下腺
由黏液細胞組成，只會分泌少量唾液。

頜下腺
由黏液細胞和漿液細胞組成，約70%的唾液皆由此處分泌。

是一種神經反射，由自律神經控制。當我們攝取食物時，味覺、嗅覺和咀嚼的動作會將訊號透過第七對和第九對腦神經傳入唾液分泌中樞（初級中樞在延腦，高級中樞在下丘腦和大腦皮層等處），之後訊號會再傳遞到副交感神經，刺激神經興奮釋放乙醯膽鹼，讓唾液腺分泌大量、含多種酶類，消化力強的稀薄唾液[3]。

正因為唾液腺的分泌受腦幹、下丘腦和杏仁核等部位調控，而這些也掌管我們的聽覺、視覺和體感，甚至是恐懼、焦慮，因此，當我們緊張或是焦慮時，訊號會傳遞到交感神經，釋放去甲腎上腺素 (noradrenaline)，刺激唾液腺分泌量較少但含較高黏蛋白(mucin)的黏稠唾液，所以我們會覺得口乾舌燥。

從我們熟悉的嘴唇、牙齒、舌頭、咽喉，還是口腔黏膜、唾液腺的功能及作用中，我們可以知道口腔對我們的健康，扮演著舉足輕重的地位。接下來，我們來看看，生活中常見的健康問題，到底有哪些和口腔有關係，又要如何改善呢！

Part 2
健康小問題就在口腔解決

「牙痛不是病,疼起來卻要命」,很多時候,
會造成生活困擾的小毛病,像是「口臭」、「口乾舌燥」等,
雖說不上是病,但在生活上總是會引發一些不便,
或是人際互動間的小尷尬或是煩惱。
這些小問題,先不論是不是身體健康上的警訊,
但能夠先解決,
自然可以免除很多生活上的不便和困擾。

不可不防的毛病 1
口臭或口腔異味

Part 2 健康小問題，就在口腔解決

想必你或多或少有這樣的經驗，一覺起來覺得嘴巴臭臭的，有時候就算刷了牙，還是覺得有異味，深怕一不小心被周遭的人聞到，就尷尬了！

麻煩的是，很多人有口臭卻不自知，常常讓自己和身邊的人處在尷尬的狀態。雖然有偵測口腔硫化物濃度的儀器，可以客觀檢測出自己是否有口臭，但偵測儀器畢竟不是隨手可得，因此，一般人想知道自己有沒有口臭，倒是可以透過以下幾個簡便的方式自我檢測看看：

1 講電話或是戴口罩講話後，聞聞看話筒或口罩上是否有異味；
2 用舌頭舔手腕，口水乾後聞聞看是否有殘留難聞的氣味。

檢測的結果如何呢？

如果發現自己有口臭，或是口腔有異味，那我要很遺憾的說，你有90％的機會是得了牙周病或是已經蛀牙了。因為這些異味或是臭味是因為牙菌斑、牙周組織發炎等問題，導致口腔內細菌的組成失衡，因此「厭氧硫磺菌」伺機興起。

注意到了嗎？「厭氧硫磺菌」有「硫磺」這兩個字。當我們去泡湯時，如果是含「硫磺」成分時，是不是會有一股臭味。沒錯，當「厭氧硫磺菌」分解了口中的食物殘渣後，就會產生大量的揮發性硫化氫(H_2S)和甲硫醇(CH_3SH)，導致口腔出現腐臭味，也就是令大多數人都感到困擾的口臭。

身體出問題也有可能引起口臭

要值得注意的是，口臭除了可能是口腔出問題外，也是許多疾病的症狀之一，只要跟口腔連通的身體部位出了問題（像是食道、胃、鼻、肺等），都有可能經由口腔散發出異味，麻煩的是，這種氣味就算是刷牙是也很難去除。

以下就是常見和口臭有關的疾病：

一、**口腔疾病**：蛀牙、牙周病、牙結石、假牙清潔不完全，以及口腔乾燥等。由於口水具有抑制口腔細菌滋生的

功能，缺乏口水會使細菌過度孳生，導致口腔出現異味，例如早上起床口氣不佳、乾燥症患者或是鼻過敏鼻塞常用口呼吸。

二、**上呼吸道感染**：例如扁桃腺發炎或結石。扁桃腺發炎會造成卡在舌頭後部的食物殘渣無法正常分解，導致該部位的食物殘渣開始發酵，因而會出現異味。另外，聚集的細菌、食物殘渣、死掉的細胞和黏液，長期卡在扁桃腺的隱窩裡，也會造成扁桃腺發炎或是演變成扁桃腺結石，也會出現口臭的症狀。

三、**鼻腔感染**：像是鼻竇炎、鼻子發炎、鼻涕倒流、鼻咽癌等。此類病人的鼻涕通常會倒流到咽喉，在鼻腔與口腔產生異味。

四、**肺部感染**：例如支氣管炎、肺炎、肺氣腫等，會因為肺部黏液受到細菌作用而產生酸敗味道，釋放於口腔中，造成不同程度的口臭問題。

五、**消化系統問題**：像是消化不良、胃食道逆流等。患者進食後食物夾雜著胃酸從胃部倒流到食道或咽喉，引發口臭。而存在於胃內的幽門螺旋桿菌，同時存在於牙菌斑中，在口腔內和其他菌交叉感染後，也會產生具有臭味的硫化物，引起口臭。

六、**生活型態**：抽菸、吃檳榔、吃較多肉類，腸道消化後產生硫化物導致口臭；另外，像是吃大蒜、洋蔥、臭豆腐、咖哩等重口味食物，也會造成短期性的口臭。

七、**藥物**：某些抗組織胺、抗憂鬱藥物、精神科藥物、利尿劑等，這些藥物的副作用造成唾液分泌減少，以至於無法有效抑制產硫細菌的滋生，因而造成口臭。

八、**慢性病或重大疾病**：例如糖尿病、腎臟病、肝衰竭、癌症等。像腎臟病患者由於腎臟功能衰退，無法將體內的尿素氮等排出，長期累積於體內，經微生物作用後從口腔中釋放出具有尿味或化肥味的含氨化合物，且會依病情的輕重改變氣味濃淡。另外若肝功能出現問題的患者，特別是肝硬化或肝癌，會導致血液中的尿素氮、氨比例上升，同樣地，這些異味也會透過鼻子和口腔排出，形成口臭。

想要解決口臭問題，如果是因為上述非口腔疾病造成的問題，就一定得從問題的根本去解決，但若單純是因口腔清潔或是生活習慣所帶來的口臭問題，以下幾個小祕訣可以幫助您解決口臭問題喔！

解決口臭小祕方

- 刷牙時順道刷舌苔，每天至少2次以保持口腔衛生。但

要注意刷舌苔時,不要太用力,以免傷害舌頭黏膜。

●吃無糖口香糖或保養口腔的口含錠、或上下排牙齒咬合輕叩、舌頭頂住上排門牙後面,左右滑動,刺激口水分泌。

●定期洗牙,若是牙周病患者更須定期接受治療。

●補充對口腔有益的保健品,例如吃乳鐵蛋白、益生菌或綠茶,幫助平衡口腔菌叢,防感染或是口臭。

●戒菸、戒酒、多喝水。

不可不防的毛病2
嘴唇乾燥、嘴唇流血、口角炎

人的嘴唇不像其他部位的皮膚一樣，最外層有角質層保護，而且也沒有皮脂腺，無法分泌油脂，因此嘴唇比其他皮膚更加敏感，且容易乾燥。很多時候，大多數的嘴唇乾裂和脫皮流血都可以用凡士林，或是保濕修護的潤唇膏，就能痊癒，只是如果有出血、出現裂縫、疼痛或脫皮持續兩週以上時，就要特別留意，最好去診所諮詢醫生。

通常造成嘴唇出現狀況的原因，有以下幾種：

吃太多過鹹或過辣食物

過鹹或過辣的食物刺激到嘴唇，引發敏感嘴唇的不適反應，如紅腫、乾癢等，因此若有嘴唇敏感的問題時，建議避免或是減少食用刺激性的食物。

習慣舔嘴唇

很多人會用舌頭舔嘴唇,認為這樣可以讓唾液幫助嘴唇濕潤,但其實會造成反效果,讓嘴唇越來越乾燥喔!因為當我們舔嘴唇時,嘴唇表面的脂肪酸會被唾液中的酶所破壞,反而喪失原本的保濕作用。想要保持嘴唇濕潤,一定要改掉經常舔嘴唇的習慣,建議可以塗抹無酒精、香料、色素和無刺激性成分的潤唇膏,來保持雙唇的彈性及水潤。

身體缺乏水份

嘴唇是身體最薄的皮膚之一,當身體缺乏水分時,嘴唇也會變得乾燥。因此,適時補充足夠的水分,不僅有助於保持身體的健康,也能夠幫助預防嘴唇乾裂。除了要注意補充水分外,長時間暴露在大太陽下或乾空氣中,也會造成皮膚失去水分而變得乾燥,甚至脫皮。

要特別注意的是,夏天在冷氣房或冬天在暖氣房中也會因空氣乾燥,加速角質層的剝落而使皮膚的水分蒸發得更快,不僅造成嘴唇乾燥,甚至導致嘴唇龜裂。

特定藥物的影響

某些藥物的成分會影響到皮膚和黏膜的水分平衡，像是：利尿劑、抗組織胺和抗生素等，就可能造成嘴唇乾裂。此外，有些藥物可能會影響唾液的分泌，這也會讓嘴唇變得乾燥和脆弱，因此如果你發現服用藥物後，嘴唇容易乾燥不適，可以請醫師調整用藥方案，減輕副作用。

缺乏重要維生素

維生素A、B2、C和鋅等營養素對嘴唇健康非常重要，如果不足，就會造成嘴唇有狀況。像是維生素A有助於維持皮膚和黏膜的正常生長和修復；維生素B2可以幫助皮膚細胞維持正常的新陳代謝；維生素C有助於促進膠原蛋白的產生，維持皮膚彈性，而且能促進細胞生長以修復身體各個部位，如果缺乏就會導致嘴唇乾燥、脫皮。而鋅對皮膚傷口的修復和組織生長具有重要作用。因此，適當的補充這些營養素，可以避免嘴唇容易乾裂。

使用不當的化妝品

另一個常會令人忽略的因素是，使用的化妝品如果含有刺激性的成分，像是香料、色素、防腐劑和某些添加劑等，

就會破壞嘴唇的天然屏障，降低保水能力，甚至引起發炎反應，進而導致嘴唇乾裂。此外，過度使用唇膏或唇彩，也可能讓唇部皮膚變薄，讓乾裂的情況變得更加嚴重。為了避免化妝品引起的嘴唇乾裂問題，盡可能選擇無刺激性、無香料和色素的產品，並適度使用唇部產品，以減輕嘴唇皮膚的負擔。

唇舌炎

唇舌炎通常是因口腔內的病毒、細菌或真菌過度繁殖，傷害我們的嘴唇和口腔黏膜，導致嘴唇出現乾裂、紅腫和疼痛等症狀。在某些情況下，這種症狀與自體免疫性疾病相關，因身體免疫系統攻擊自身組織，導致出現發炎症狀。一般來說，唇舌炎又可再細分成病毒性唇舌炎、細菌性唇舌炎、真菌性唇舌炎及自體免疫性唇舌炎幾種，若是因唇舌炎造成嘴唇乾裂時，建議及早就醫，才能控制病情。此外，保持口腔衛生，也能有效預防唇舌炎。

口角炎

口角炎是指兩側嘴角急性或慢性發炎反應，主要原因與上下嘴唇摩擦、感染、營養不良及免疫功能低下等因素有

關。口角炎可以分成由細菌、病毒、黴菌所引起的感染性口角炎，其中最常見的是白色念珠菌或是金黃色葡萄球菌。

很多時候，會因為牙齒缺損、或是假牙裝置不當，造成臉部肌肉鬆弛或是咬合不當，導致嘴角長期處於濕潤狀態而孳生病菌，引起發炎反應，嚴重時嘴角可能會出現局部化膿、出血等症狀。成人的口角炎大多屬此類。

另外，還有一種口角炎是因為缺乏維生素B群、鐵、葉酸等所導致，稱為營養不均衡口角炎。特別是因缺乏維生素B2所引起。維生素B2是維持細胞正常新陳代謝的關鍵元素，可以促進紅血球形成、維持神經系統運作及修復皮膚組織，大部分小朋友的口角炎多為營養不均衡所導致。

當嘴角出現脫屑、發紅等情形時，屬於輕微口角炎，只要在嘴角塗抹凡士林就可以改善；但如果雙側嘴角出現一條「裂痕」，就屬於嚴重口角炎，這時候只要開口講話或吃東西，嘴角就會疼痛不已，部分患者甚至會有組織液滲出，大概需要塗抹抗生素藥膏一周左右才能痊癒。要特別注意的是，如果免疫力差，或是不大注意個人口腔清潔衛生，念珠菌的感染不易根除，就容易復發口角炎，帶來生活的不便困擾。

預防口角炎小祕方

一般說來，口角炎不算嚴重的毛病，但會帶來生活的大不便，因此若能避免發生，還是盡可能的避免。以下是預防口角炎的幾個建議：

一、**多喝水**：前面提過，當我們缺乏水份時會導致嘴唇乾裂，因此，每天攝取充足的水分十分重要。每個人一天所需的水分依個人的體重、活動量和氣候有所差異。一般建議成年人每天約需要喝足2公升的水，然而，在高溫、乾燥的環境中，或大量運動後，可能需要補充更多的水分。

二、**避免在嘴唇上使用不當產品**：在選擇護唇膏或唇膏、唇彩等化妝品，甚至漱口水等產品時，需要多注意成分標籤，應該避免使用含有酒精、香料、色素等成分的產品。相反的，應該選擇含有保濕成分的產品，如甘油、維生素E和天然植物油。這些成分有助於維持唇部的保濕，以及預防唇部乾裂。

三、**避免長時間暴露在太陽下**：太陽中的紫外線（UV）對皮膚有很強的殺傷力，特別是對於嘴唇這種特別薄的部位。紫外線的輻射會加速表皮老化，使表皮的角質層變薄，引起乾燥、脫皮、乾裂等問題。要避免因長時間曬太陽而導致嘴唇乾裂，可以選擇具有防曬功能的護唇膏，以減少紫外

線對嘴唇的傷害。

四、**避免吸菸**：因為香菸中的尼古丁會導致血管收縮，減少血液流向皮膚表層，使皮膚細胞得不到營養和水分而加速老化，失去彈性，相對脆弱的嘴唇變得更容易乾燥和脫皮。

五、**避免咬嘴唇**：咬或舔唇都是日常生活中的小動作，感覺上無傷大雅，但實際上可能對嘴唇產生負面影響。前面也已經提及，舔唇的動作會加速唇部水分的蒸發，使嘴唇乾裂；而經常咬唇部則會對嘴唇造成刺激，使皮膚受損。建議吃完東西後，應該養成將嘴唇周圍的食物殘渣擦乾淨，並在嘴唇上塗抹凡士林或護唇膏，盡可能避免舔嘴唇。

不可不防的毛病3
唾液腺功能障礙、口乾症

唾液腺主要功能在分泌唾液,來達到消化、分泌、抗菌以及保護牙齒與黏膜的目的。口乾症是老年人牙根齲齒的重要因素,一般無刺激時唾液流量需要大於 0.1~0.3 ml/min,才不會有口乾症的狀況[4]。一旦唾液腺功能出現問題,導致唾液分泌減少,就容易出現口乾、黏膜炎、營養缺乏、口腔感染、吞嚥困難和味覺喪失等問題,嚴重影響我們的生活品質。

通常,唾液腺功能障礙主要是因疾病或是其他原因受損所導致,最常出現在接受化學藥物治療或放射線治療的患者身上,因為治療的過程會破壞唾液腺泡細胞,而讓唾液腺無法正常分泌。

根據醫學文獻研究,有超過80%的頭頸癌患者在接受放射線治療後會出現口乾及唾液腺功能障礙,而64%到91%的

頭頸癌患者會出現慢性口乾症，且會持續長達半年的時間可能有唾液量分泌不足的現象，而且接受放射線治療的頭頸癌患者，於放射治療後的第一周內會出現唾液量減少50%到60%的急性唾液分泌不足症狀[5-7]。

除了癌症患者外，其他可能導致口乾症狀的還有以下原因：

1. 因缺牙、牙周病或是假牙不合適導致無法順利咀嚼，也會造成唾液分泌減少。

2. 因為病菌感染或是口腔疾病，像是念珠菌感染、慢性咽喉炎、唾液腺結石或發炎，也會引發口乾問題。

3. 長期服用降血壓、降血糖、抗焦慮、抗精神病、抗帕金森氏症等藥物，或是使用氣管擴張劑。

4. 更年期後的婦女也可能因賀爾蒙變化出現口乾症。

5. 隨著年紀增長導致身體功能開始退化或是唾液腺體萎縮老化。

6. 最後可能是因為短暫性的免疫降低：如感冒、疱疹病毒感染、睡眠不足等不明原因所引起。

解決口乾症小祕方

若有口乾症的困擾,不妨試試以下建議:

1. 仔細清潔口腔、攝取充足水分。

2. 養成良好的生活習慣,減少刺激性飲食並維持正常作息。

3. 適當使用人工唾液、口乾專用的牙膏、漱口水、凝膠等,都能有效緩解口乾症。

不可不防的毛病4
口腔黏膜炎(Oral Mucositis)

口腔黏膜炎指經由化學藥物治療或放射線治療所引起的口腔黏膜潰瘍及發炎反應,通常會有萎縮、腫脹、紅斑和潰瘍等症狀,是接受癌症治療者會出現的主要副作用之一。

根據研究,大約30%到40%接受化療的患者會出現口腔黏膜炎;其中在接受骨髓細胞移植前的化療患者,口腔黏膜炎的發生率約60%到85%;而同時接受化療和放療的頭頸癌患者口腔黏膜炎的發生率比例更高達90%。這些因化療或放療所引發的口腔黏膜炎通常會持續2到4週,也會因接受的藥物及劑量而有不同的嚴重程度[8]。

口腔黏膜炎嚴重會致命

依據世界衛生組織口腔黏膜評估表,口腔黏膜炎的臨床

症狀可分成五級，等級越高表示口腔黏膜炎愈嚴重：0級為無症狀、1級為輕微症狀，像是口腔疼痛或紅斑等；2級為中度疼痛，口腔紅斑會合併潰瘍，但可進食固體食物；3級為重度症狀，口腔嚴重潰瘍，只能吃流質食物；4級因無法從口進食，將危及生命[9]。

口腔黏膜炎不僅會影響人體的口腔機能，對我們的消化系統也會造成影響，像是口乾、唾液腺功能喪失、疼痛、味覺改變、咀嚼、吞嚥及說話困難、進食意願降低造成營養不良、局部或全身感染、負面情緒等，而這些同時也會影響癌症病人在化療或放療的進行。

所以千萬別小看嘴巴的破洞，如果能減少口腔黏膜炎的發生，就能讓病人在治療期間中能得到更好的生活品質。

預防口腔黏膜炎小祕方

至於要如何減緩口腔黏膜炎的發生及嚴重程度呢？根據研究，補充乳鐵蛋白可調節細胞增生、控制細胞分化、具抗感染、抗發炎等功能外，也能促進傷口癒合[10]。2017年大阪齒科大學和齒科醫院團隊發表研究論文也證實，從腹腔注射乳鐵蛋白到受輻射線照射後的小鼠身上，可保護唾液腺細胞的數量，避免分泌功能受損[11]。此外，針對口腔黏膜炎所造

成的口乾症問題，2018年德國研究團隊也證實，含乳鐵蛋白成分之口乾症凝膠可有效改善口腔健康與口乾症[12]；而2021年美國研究團隊也發現，含乳鐵蛋白之口乾症噴霧劑產品確實可緩解口乾症患者的口乾不適與唾液分泌不足問題，且保濕作用時間長達25到27分鐘[13]。

不可不防的毛病5
口腔衰弱症

Part 2 健康小問題，就在口腔解決

　　什麼是口腔衰弱症呢？我們的口腔由兩唇、兩頰、硬顎、軟顎構成，口腔內含齒、舌和唾液腺，只要上述任一器官因生理功能下降，導致身體出現不良後果，都可以稱為口腔衰弱。大多時候，口腔衰弱和老化有關，因此會出現牙齒狀況不佳、肌肉減少、口乾、咀嚼吞嚥障礙有關。

　　根據2019年的研究，國人因口腔及唾液腺疾病就醫人數高達1千1百多萬人[14]，民國110-112年衛福部成年與老年人口腔健康調查計畫[15]也顯示，18歲以上成年人蛀牙的盛行率高達98.7%，百分之78.7%有牙周健康問題；67.1%口內有牙結石。65歲以上之受檢者，口內自然牙數平均值為19.77±9.37顆、大於20顆自然牙者有63.4%、全口無牙率為11.4%。

　　目前醫界已經證實，口腔健康與身體衰弱間存在顯著的相關性，可以作為預測老年人衰弱的重要指標；因口腔問題

引發的身體衰弱、肌肉減少症、殘疾和死亡率的風險估計都會比沒有口腔問題的老者增加2倍以上的風險。

除了老人以外，口腔衰弱的高風險族群還包括：身心障礙、缺牙、肌少症、衰弱症、營養不良以及糖尿病、中風、認知退化和顏面外傷患者。因此，當你出現吞嚥困難、經常嗆到、吃東西時食物無法完整吞嚥或是經常掉出嘴巴，抑或是有話說不清楚、口乾舌燥、口臭、舌苔等問題時，都應該請醫生進行評估診斷。

要避免口腔衰弱症提早到來，最重要的就是做好口腔的照顧，並遠離不良習慣，例如嚼食檳榔、吸菸、酗酒、咬硬或不易咀嚼的食物等，此外還要保持多運動及均衡飲食，如此一來，就能減緩因老化所帶來的口腔衰弱危機。

不可不防的毛病6
蛀牙、牙周病

說起蛀牙、牙周病，想必大多數的讀者應該都不陌生，也不需要我再次強調蛀牙以及牙周病所帶來的風險。值得特別提醒的是，牙周發炎的風險，因為牙周炎不僅僅是牙齒口腔的問題而已，它對我們全身的影響更值得我們的關注，像是：糖尿病、心血管疾病、肥胖、中風、肺炎、免疫疾病、癌症等，都和牙周炎有關，不可以掉以輕心。

要避免牙周病，就應該要做好牙齒保健，徹底清除牙齦上的牙結石與牙菌斑。此外，一旦牙周已經發炎，就應該勇於面對，接受治療。另外，如果裝了不合適的假牙或是出現咬合不正、齒列不整等狀況，也應該即時請醫師診療，避免牙周惡化。

預防蛀牙小祕方：

1.餐後刷牙、使用牙線：很多人以為，只要早晚刷牙，就可以避免蛀牙，其實只有刷牙是不夠的。請養成三餐餐後使用含氟牙膏刷牙並使用牙線的習慣，這樣才能把齒縫間的食物殘渣清理乾淨，避免細菌長期累積導致蛀牙。

2.定期檢查牙齒：每半年定期洗牙及檢查牙齒，能夠避免因牙結石堆積在牙周，傷害琺瑯質，同時也能提早發現牙齒的狀況，及時處理因應喔。牙膏內的含氟物質可以跟琺瑯質進行作用，為牙齒形成一道保護牆，減少牙齒被酸性物質侵蝕的機率。

3.多喝水：想不到吧！多喝水也能預防蛀牙喔。水可以幫助中和口中的酸鹼值，也能讓我們多分泌口水減少細菌孳生。

Part 3
口腔黏膜有毛病，身體一定出問題

口腔黏膜是由表皮細胞所形成的口腔內襯，
避免裸露於外界環境中，
以防受到環境中物理、化學、微生物和毒素的破壞。
同時還要負責防止細菌和毒素進入體內，
因此，是人體的第一道防線。

圖6 決定口腔菌叢組成的因素以及健康和疾病口腔菌叢的類別[16]

(資料來源：Exploring the oral microbiome)

健康狀態下 (IN HEALTH)

口腔菌叢 (ORAL MICROBIOME)

牙齒 (TEETH)
- 鏈球菌 (Streptococci)
- 放線菌 (Actinomyces)
- 偏口酸菌 (Veillonella)
- 優桿菌屬 (Eubacterium)
- 絕對厭氧菌 (Obligate anaerobes)
- 螺旋體門 (Spirochaetes)
- 流感嗜血桿菌 (Haemophili)

決定組成的因素 (FACTORS DETERMINING COMPOSITION)
- 年齡（時間）(Age/Time)
- 宿主與環境 (Host and environment)
- 棲息地 (Habitat)
- 生物膜成熟度 (Biofilm maturation)

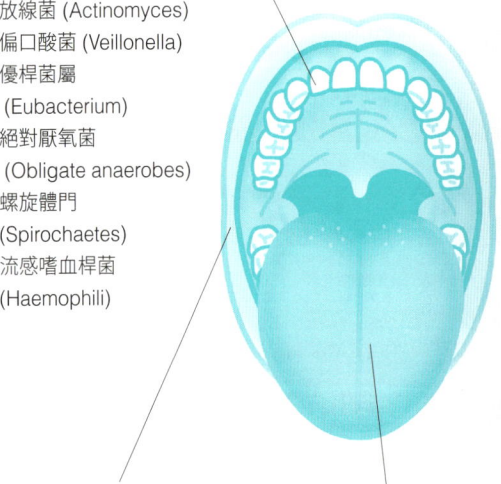

嘴唇、上顎、臉頰 (LIPS, PALATE, CHEEK)
- 鏈球菌 (Streptococci)
- 梅氏菌屬 (Neisseria)
- 偏口酸菌 (Veillonella)

舌頭 (TONGUE)
- 鏈球菌 (Streptococci)
- 放線菌 (Actinomyces)
- 偏口酸菌 (Veillonella)
- 絕對厭氧菌 (Obligate anaerobes)
- 西蒙氏菌屬 (Simonsiella)

Part 3　口腔黏膜有毛病，身體一定出問題

疾病狀態下 (IN DISEASE)

與菌叢失衡相關的口腔疾病 (ORAL DISEASES RELATED TO DYSBIOSIS)

- 口腔癌 (Oral cancers)：
牙齦卟啉單胞菌 (Porphyromonas gingivalis)、戈登氏鏈球菌 (Streptococcus gordonii)
- 蛀牙 (Dental caries)：
轉糖鏈球菌 (Streptococcus mutans)、乳酸桿菌屬 (Lactobacillus)、遠緣鏈球菌 (Streptococcus sorinus)
- 牙周疾病 (Periodontitis)：
牙齦卟啉單胞菌 (Porphyromonas gingivalis)、齒垢密螺旋體 (Treponema denticola)、福賽斯坦納菌 (Tannerella forsythia)、甲烷古菌 (Archaeal methanogens)
- 口腔扁平苔癬 (Oral Lichen Planus)：
生痰二氧化碳嗜纖維菌 (Capnocytophaga sputigena)、侵蝕艾肯菌 (Eikenella corrodens)
- 口腔白斑 (Oral Leukoplakia)：
具核梭桿菌 (Fusobacterium nucleatum)、草綠色鏈球菌 (Streptococcus mitis)
- 口腔潰瘍 (Oral ulcers)：
血鏈球菌、齒垢密螺旋體(Streptococcus sanguinis, Treponema denticola)、奈瑟菌屬 (Neisseria)
- 口腔念珠菌病 (Oral Candidiasis)：
棒狀桿菌屬、乳酸桿菌屬、黴漿菌 (Corynebacterium, Lactobacillus, Mycoplasma)

與菌叢失衡相關的全身性疾病 (SYSTEMIC DISEASES RELATED TO DYSBIOSIS)

- 自體免疫疾病 (Autoimmune diseases)：
  - 類風濕性關節炎 (Rheumatoid arthritis)：韋榮球菌屬 (Veillonella)、奇異菌屬 (Atopobium)
  - 乾燥症 (Sjögren's syndrome)：厚壁菌門 / 變形菌門的比例 (Firmicutes / Proteobacteria ratio)
  - 系統性紅斑狼瘡 (Systemic lupus erythematosus)：放線菌(Actinomyces)、齒齦普雷沃氏菌 (Prevotella oulorum)
- 心血管疾病 (Cardiovascular diseases)：
  - 牙齦卟啉單胞菌 (Porphyromonas gingivalis)、血鏈球菌 (Streptococcus sanguinis)
- 糖尿病 (Diabetes)：
  - 放線桿菌 (Aggregatibacter)、牙齦卟啉單胞菌 (Porphyromonas gingivalis)、福賽斯坦納菌 (Tannerella forsythia)
- 惡性腫瘤 (Malignancies)：
  - 胰臟癌 (Pancreatic cancer)：纖毛菌屬 (Leptotrichia)、放線桿菌 (Aggregatibacter)
  - 食道癌 (Esophageal cancer)：福賽斯坦納菌 (Tannerella forsythia)
  - 大腸癌 (Colorectal cancer)：乳酸桿菌 (Lactobacillus)、羅氏菌 (Rothia)、牙齦卟啉單胞菌 (Porphyromonas gingivalis)
- 阿茲海默症 (Alzheimer's disease)：
  - 螺旋菌 (Spirochaetes)、牙齦卟啉單胞菌 (Porphyromonas gingivalis)
- 囊性纖維化 (Cystic fibrosis)：
  - 口腔鏈球菌 (Streptococcus oralis)

口腔黏膜──
人體的神奇機制

Part 3 口腔黏膜有毛病，身體一定出問題

前面提到，我們吃東西、說話都會用到口腔，口腔的功能看似單純，卻又有著人體生存必要的作用。其中，最值得我們重視的就是看起來似有若無的「口腔黏膜」了。現在，我們一起來認識這個對人體健康有著全面影響的黏膜組織。

人體的口腔黏膜是由一個個表皮細胞所組成的表皮組織，在細胞和細胞間或是細胞和結締組織間都有連接器，讓細胞可以互相緊密的連在一起，形成一整片有屏障效果的內襯，覆蓋在我們的口腔內。

細胞之間的相互作用正是靠這些不同的連接器來調節細胞的反應，因此，因應不同的物理及化學環境，連接器的組成也會有所不同。（圖7）

首先是緊密連接（Tight Junctions）：能讓細胞非常緊密的相接，防止物質進出，通常出現在表皮結構的最上層，提

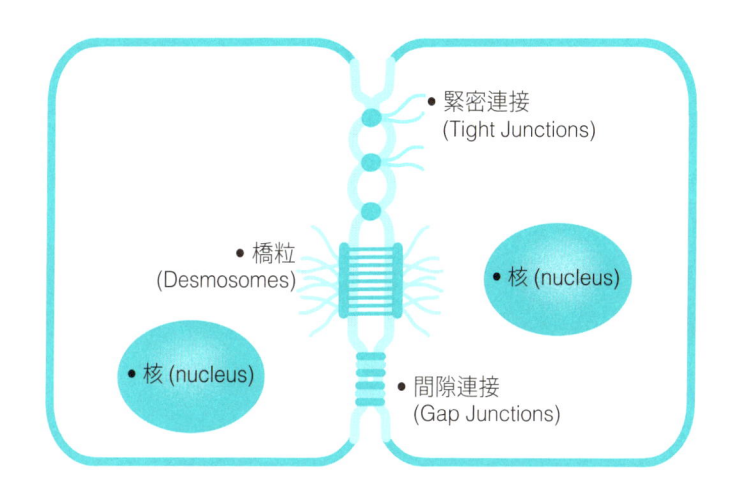

圖7 口腔黏膜細胞連接方式示意圖[1]

- 緊密連接 (Tight Junctions)
- 橋粒 (Desmosomes)
- 核 (nucleus)
- 核 (nucleus)
- 間隙連接 (Gap Junctions)

供表皮主要的屏障功能,防止大多數的可溶物質、微生物和毒素在細胞間流竄。而間隙連接(Gap Junctions)又稱為通訊連接(Communicating Junctions),可允許細胞間小分子物質的交換。而橋粒(Desmosomes),可將細胞互相嵌合,兩端有由角質蛋白組成的中間絲深入細胞質來固定,主要功能在維持細胞結構的完整性。一但這些連接器受損或產生變化,細胞和細胞之間的交互作用就會改變,有可能是細胞增生或是細胞分化的調控失去平衡,因而導致疾病發生,例如慢性發炎和癌症都可發現緊密連接相關的蛋白發生機能上的障礙;許多病原菌和病毒作用在連接器上,引起連接器位移,造成細胞死亡。因此,這些連接器的完整性和所在位置的正確性

至關重要。

此外,不同區域的口腔黏膜也有不同的「機械強度」,例如咀嚼部位(硬顎和牙齦)的黏膜組成就是角質化的表皮層,下層緊密連結富含膠原蛋白的結締組織。而內襯黏膜(頰部和舌下)是由非角質化的表皮所組成,由彈性和可塑性較高的結締組織所支撐,這部位的細胞增生速度比角質化的表皮快,因此黏膜組織的代謝相對快。舌背部位則是由角質化和非角質化的表皮相互組成的特化組織[1]。

這些組成口腔黏膜的表皮和皮膚表皮一樣,較深層的細胞會不斷增生,然後逐層向上推,外層的細胞會慢慢成熟,逐漸替換最表層的老化細胞,讓黏膜維持在平衡的狀態。

黏膜細胞代謝 同步清除細菌

在外層細胞的代謝過程中,原本定植和入侵在黏膜上的細菌也會因為「代謝」而被快速清除,因此,「細胞代謝」這個日復一日的「基本動作」,也就成了守護身體健康的第一道防線。

不過,想要透過「代謝」清除口腔的微生物,卻也是一個「不可能」的工程。因為,口腔內微生物的組成和影響力超乎我們的想像,這些生存於口腔和喉嚨、鼻咽的細菌約有

700種以上，包含了細菌、古菌、真核生物（原蟲、真菌）和病毒等，統稱為「口腔菌叢」。

人體的口腔正常溫度平均為 37℃，不會有明顯變化，且唾液還具有對大多細菌種類有利的 6.5-7穩定 pH 值，同時也為細菌保持高濕度，同時因為我們的進食，所以會源源不絕地為細菌提供營養物質，簡直是微生物的天堂。因此，這些細菌散布於牙齒、牙齦、舌頭和喉嚨，隨著身體結構和環境的不同，有些部位（如牙齦縫隙）不會受到唾液的沖刷；有些部位（如喉嚨和舌頭）則因上皮細胞的持續剝落，影響了菌叢組成的變化[17]。

根據2024年發表於自然評論微生物學期刊[18]的論文分析，口腔中大多部位存在的菌都是以鏈球菌 (Streptococcus)為主，上牙齦菌斑主要有棒狀桿菌屬(*Corynebacterium spp.*)、鏈球菌屬(Streptococcus spp.)、卟啉單胞菌屬(Porphyromonas spp.)、巴氏桿菌科(Pasteurellaceae spp.)；頰黏膜(Buccal mucosa)常見的菌為鏈球菌屬(Streptococcus spp.)、巴氏桿菌科(Pasteurellaceae spp.)；舌背上常見的則有韋榮氏菌屬(Veillonella spp.)、羅氏菌屬(Rothia spp.)、奈瑟菌屬(Neisseriaceae spp.)、放線菌屬(Actinomyces spp.)、鏈球菌屬(Streptococcus spp.)

700多種細菌同在 好菌壞菌都有

聽到這麼多陌生的細菌名稱，還有種類，可能讓人有點緊張。但事實上，雖然有這麼多細菌，卻不是所有細菌都對人體有害。通常定植於牙齒和口腔黏膜上的微生物，會和口腔內的細胞相互作用，因此能維持在一種動態平衡的狀態。

簡單來說，某些對人體有好處的細菌，能幫助分解養分，方便人體吸收；也會產生抗菌物質，幫助人體對抗外來的病原菌；有些細菌則能幫助體內的荷爾蒙維持在平衡狀態。這些和人體和平相處的共生菌，可以說是黏膜組織建立免疫屏障和產生免疫反應的主要驅動者。當然，這麼多的細菌生態中，既然有對人體有好處的細菌，自然也有些會對人體產生負面影響的細菌，因此有些致病菌或病毒會透過影響黏膜細胞的基因或蛋白質來改變人體的第一層屏障功能，甚至直接破壞細胞間的連接器，深入表皮組織，造成黏膜破損，導致原本和我們免疫系統間維持平衡無害的微生物群，也循著這個「破口」，伺機作亂。

然而，大多數的人可能都只關注疾病造成的身體病痛，往往忽略了亂源的起點，可能就是被我們日常所輕忽的破口。口腔黏膜的重要性，可能比你想的要重要多了！

口腔黏膜菌叢失衡
引發身體發炎危機

　　正因爲口腔是體內除了腸道外，含菌量最多的部位，通常在我們免疫力好且有良好的口腔照護習慣下，這些菌大多數是無害的。但所謂「病從口入」，口腔正是消化道的開口，也是和呼吸道開口連通，一旦口腔內的菌叢起了變化，無害的菌就可能變成有害的菌，會使這些壞菌沿著消化道或呼吸道進入人體的消化器官或是呼吸道器官，也可能透過血液進入身體更內部的器官，引起疾病，甚至干擾免疫系統的作用，產生自體免疫相關疾病[19]。

　　口腔隨著部位不同有不同的基質、營養物質、氧氣、唾液以及pH值，所以每個部位的微生物群組成也不盡相同，有些菌會形成複雜的組織，緊密的附著在黏膜上，形成有著複雜的多種菌叢聚集的生物膜[20]，其中最複雜多樣的微生物群落，就是由多種生物膜形成的牙菌斑。

口腔黏膜的菌叢失衡影響會有多大呢？簡單舉個例子，很多做化療或放射線治療的頭頸癌病人在治療癌症的過程中，因藥物限制了黏膜深層細胞的增生，導致細胞生長速度受到影響，於是，在新的細胞還沒有產生，而上層的老化表層細胞卻持續剝落下，就會導致黏膜的表皮層變薄，無法抵禦持續定植在口腔內以及外來菌群的影響，於是口腔黏膜就容易發炎潰爛引發口腔黏膜炎。

壞菌口腔內增生 改變口腔菌叢生態

除了微生物對黏膜的影響外，我們說話、吃東西時不小心咬到口腔，或是食用過於尖硬（核果）或太刺激（辣椒）、具毒性（姑婆芋）的食物，以及口腔衛生不良、外傷、吸菸、酗酒或任何其他刺激下，都可能增加口腔黏膜原發性細菌感染風險，另外，免疫功能低下的患者，例如愛滋病毒感染者、癌症患者或接受長期皮質類固醇治療的患者的感染風險也會增加。

很多時候，我們的生活習慣也會無形中改變菌相，例如刷牙時沒刷乾淨，留在口腔內的食物殘渣，就會被口腔內的細菌轉化為糖當成食物，隨著時間慢慢積累，就會有越來越多的細菌代謝物和細菌聚集在一起，形成菌膜，甚至慢慢演變成堅固的堡壘，也就是成為我們熟悉的牙菌斑，最終引發

蛀牙或是牙周病，這時口腔內主要的菌就是這些造成蛀牙或是牙周病的壞菌了。

當這些壞菌或是它們的代謝物進入我們的消化道或呼吸道四處亂竄時，就容易引發人體的發炎反應（圖8），而人體組織長期的發炎就會引發病變。另外，疾病或是藥物的副作用也會造成唾液分泌量減少，使唾液中的抗菌成份無法有效抑制壞菌生長，或平衡口中的酸鹼值，也會使口中的菌叢失衡，增加口腔疾病的發生率。

總而言之，你過去或許一點都不在意，但從現在起，你應該更好好關心，口腔健康和身體的關係，才能打好未來的健康基礎。現在，就讓我們進一步了解，口腔不健康，到底會引發哪些健康危機？

圖8 口腔微生物影響腸道微生物的途徑與因素及對全身性疾病的影響[21]

① 血源性途徑 (Hematogenous route)：當口腔微生物進入血液系統後，經血液傳播到腸道並影響腸道免疫。
② 攝食途徑 (Ingested route)：口腔微生物隨著唾液吞嚥進入腸道，並抵達腸道 (肝臟)。
③ 免疫細胞移行途徑 (Immune cell migration route)：口腔細菌可影響免疫細胞，例如巨噬細胞、樹突狀細胞和 T 輔助細胞，從而影響腸道菌叢。

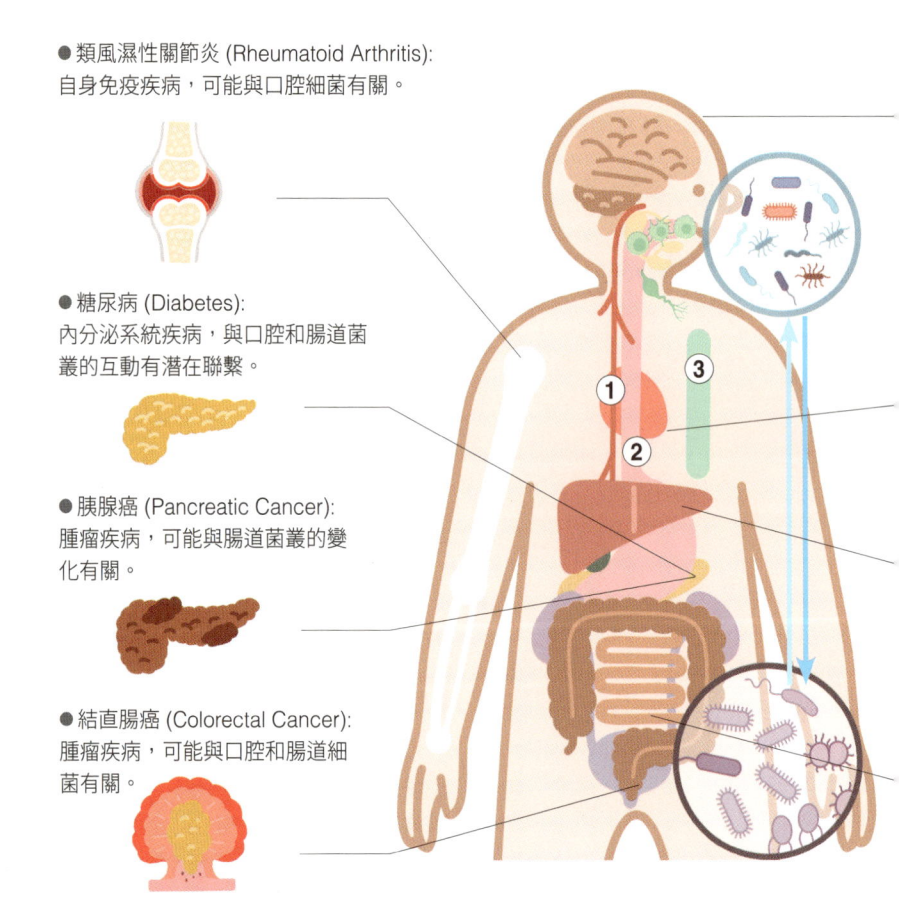

- 類風濕性關節炎 (Rheumatoid Arthritis)：
  自身免疫疾病，可能與口腔細菌有關。

- 糖尿病 (Diabetes)：
  內分泌系統疾病，與口腔和腸道菌叢的互動有潛在聯繫。

- 胰腺癌 (Pancreatic Cancer)：
  腫瘤疾病，可能與腸道菌叢的變化有關。

- 結直腸癌 (Colorectal Cancer)：
  腫瘤疾病，可能與口腔和腸道細菌有關。

不生病的口腔健康力

(資料來源:The interplay between oral microbiota, gut microbiota and systematic diseases)

- 阿茲海默症 (Alzheimer's Disease):
  腦部疾病,可能與口腔或腸道菌叢有關。

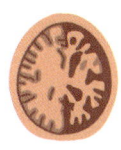

- 動脈粥樣硬化性疾病
  (Atherosclerotic Disease):
  心血管疾病,可能與口腔和腸道細菌有聯繫。

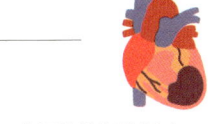

- 非酒精性脂肪肝病
  (Non-Alcoholic Fatty Liver Disease):
  肝臟疾病,與腸道菌叢有潛在關聯。

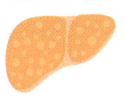

- 炎症性腸病
  (Inflammatory Bowel Disease):
  消化系統疾病,與腸道菌叢的失調有關。

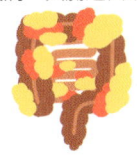

唾液菌叢
(Salivary microbiome)

牙齦卟啉單胞菌
(Porphyromonas gingivalis)

具核梭桿菌
(Fusobacterium nucleatum)

放線共生放線桿菌
(Aggregatibacter actinomycetemcomitans)

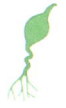

引流淋巴結
(Draining lymph nodes)

巨噬細胞
(Macrophages)

樹突狀細胞
(Dendritic cells)

T 輔助細胞 17 型
(T helper 17 cells)

「菌從口出」才是身體最大的「隱性危機」

Part 3 口腔黏膜有毛病，身體一定出問題

前面已經提到，我們口腔內有許許的細菌，我們喝一口水，就可能吞入數百萬的細菌，所有這些常在嘴裡出入的不同細菌，正是影響口腔和全身健康的關鍵因子（圖8）。

到底口腔內有哪些細菌會影響我們的身體健康呢？現在，就來讓我們好好了解這些與我們朝夕相處的細菌吧！

口腔內常見細菌1｜鏈球菌

這是口腔菌叢中存在數量最多的，通常是對口腔有益的菌種，形狀大多呈現橢圓形的細菌細胞鏈。有一些可能會導致牙齒出現問題，例如，轉糖鏈球菌（Streptococcus mutans. 也稱為變異鏈球菌）是一種可以將糖轉化為乳酸的潛在病原體，通常造成蛀牙，傷害我們的牙齒。

口腔內常見細菌2｜牙齦卟啉單胞菌
(*Porphyromonas gingivalis*，*P. gingivalis*)

這是對牙齒傷害最大的細菌，通常出現於牙周病患者的口腔中，如果沒有好好控制，就可能對牙齒組織和骨骼結構帶來影響。

口腔內常見細菌3｜乳酸桿菌

菌株細長的桿狀細菌，具有較厚的細胞壁，與鏈球菌菌株一樣，乳酸桿菌會將乳糖轉化為乳酸，導致口腔內產生更多的酸性物質。不過，有研究指出乳酸桿菌所產的酸不會對牙齒造成傷害，而且因其有益腸道健康，這也是為什麼現在會有許多益生菌產品中，都含有乳酸桿菌的原因。

口腔內常見細菌4｜嗜血桿菌 (Haemophilus)

常存在於頰黏膜和咽喉中，過度增生時，被發現和發炎性腸道疾病和一些神經性疾病有關聯。

口腔內常見細菌5｜放線菌 (Actinomyces)

出現於上牙齦牙菌斑中，一般而言是有益的菌種，但若

過度增生,所產生的硫化氫和唾液中的鐵結合後,形成的硫化鐵會使牙齒出現黑斑。

口腔內常見細菌6｜普雷沃氏菌（Prevotella）

出現於下牙齦牙菌斑中,被認為和牙齦卟啉單胞菌及密螺旋體（Treponema）共同造成口臭,也被認為是造成或惡化牙周炎的主要細菌。

口腔內常見細菌7｜梭桿菌（*Fusobacterium*）

口腔內非常普遍的菌屬,屬於口腔內的伺機菌,平常並不具有致病性,但作起亂來,就是大事件了。其中的具核梭桿菌（Fusobacterium nucleatum）除了造成牙周病外,最近也有越來越多證據指向它是造成口腔癌的元兇之一。

根據2019年印度團隊發表於口腔頜面病理學期刊[22]（Journal of Oral and Maxillofacial Pathology）的論文指出,口腔中的細菌又可依其特性來歸類成以下兩大類:

一、革蘭氏陽性:

1. 球菌(Cocci)——無營養菌(Abiotrophia)、肽鏈球菌(Peptostreptococcus)、鏈球菌(Streptococcus)、口球菌

(*Stomatococcus*)

2. 桿菌(Rods)—— 放線菌(*Actinomyces*)、雙歧桿菌(*Bifidobacterium*)、棒狀桿菌(*Corynebacterium*)、真桿菌(*Eubacterium*)、乳酸菌(*Eubacterium*)、丙酸桿菌(*Propionibacterium*)、僞拉米桿菌(*Pseudoramibacter*)、羅氏菌(*Rothia*)。

二、革蘭氏陰性：

1. 球菌(Cocci)—— 莫拉氏菌(*Moraxella*)、奈瑟菌(*Neisseria*)、韋榮氏菌(*Veillonella*)

2. 桿菌(Rods)—— 彎曲桿菌(*Campylobacter*)、噬細胞菌(*Capnocytophaga*)、脫硫桿菌(*Desulfobacter*)、艾肯氏菌(*Eikenella*)、梭桿菌(*Fusobacterium*)、嗜血桿菌(*Hemophilus*)、鉤牙菌(*Leptotrichia*)、普雷沃氏菌(*Prevotella*)、塞萊蒙氏菌(*Selemonas*)、西蒙氏菌(*Simonsiella*)、密螺旋體(*Treponema*)、沃利氏菌(*Wolinella*)。

革蘭氏陰性菌（Gram-negative bacteria）泛指革蘭氏染色實驗中染色反應呈紅色的細菌。

革蘭氏陽性菌在反應後呈現結晶紫的顏色。因兩類菌體細胞壁結構不同，因此在染色過程中會呈現不同顏色。相較於革蘭氏陽性菌，陰性菌通常會導致人類疾病——例如最具代表性的大腸桿菌。

口腔菌叢和口腔疾病

認識了口腔常見的細菌後,就讓我們進一步了解到底有哪些疾病和口腔有關係。首先是我們最常遇到的口腔疾病,也就是蛀牙(齲齒)、牙周病和口腔癌[23]。

口腔疾病1｜蛀牙

簡單來說,蛀牙的產生和牙菌斑的細菌有關,特別是會形成菌膜、產生酸和耐酸的菌種。在過去,「轉糖鏈球菌(Streptococcus mutant)」常被認為是主要的原因,但根據部分實驗分析,蛀牙患者口腔內的微生物組成發現,轉糖鏈球菌的占比只是少數,因此,現在普遍認為真正的致病原因,應是多種細菌交互作用的結果,並非單一細菌所為。

也由此可知,口腔菌叢的組成和影響比我們想像中複

雜，有可能當我們飲食中含有大量糖分，或是口腔清潔沒做好，那些會利用糖產生酸的細菌就會大量繁殖，產生酸來腐蝕牙齒，再帶動其他細菌孳生，導致口腔的菌叢徹底失衡。

當口腔內部的菌叢失衡，就會引發人體啟動免疫系統，產生發炎反應，為了對抗這些失衡的細菌，免疫細胞在清除細菌的過程中，也會同時清除受損的組織，因而損害牙齒周圍的組織，甚至導致牙齒衰敗、掉落。

口腔疾病2｜牙周病

近年的臨床研究發現了一個有趣的現象，患有較嚴重牙周病的人，蛀牙的發生機率比較低。因為會引發蛀牙菌的菌種以革蘭氏陽性好氧菌為主，細菌分解糖產生酸，而當口腔pH值＜5.5時，酸便會進而侵蝕牙齒。然而牙周病的致病菌是以革蘭氏陰性厭氧菌為主，附著於牙齒表面形成牙菌斑，兩種菌喜歡的生長環境不同，無法共存於同一個口腔環境中，這兩種菌會彼此相互競爭口腔內的生存資源，會處在彼此互相排斥的狀態。雖然相關理論還在研究中，但是可充分展露出口腔微生物會出現各自搶佔地盤的現象。

我們牙齦溝內的牙齦溝液（gingival crevicular fluid）充斥著嗜中性球和其他免疫細胞，能維持牙齦微生物的平衡。一

旦微生物在牙齦溝內過度生長，平衡狀態被打破，原本無害的微生物就會轉成有害的致病菌，啟動免疫系統引起發炎反應，造成牙齦或牙周發炎。

當我們的牙周組織被破壞，將導致骨質流失、牙齦溝縫隙變大、牙齒鬆動甚至喪失。麻煩的是，除非定期看牙醫，初期的牙周病因不大會造成不適，所以不容易被察覺。根據美國疾管局2009-2014年的統計，30歲以上的成人中，每10人中有4人患有輕重不等的牙周病，其中大約每兩位男性有1人，而每三位女性有1人，而年長者的發生率更高65歲以上的人約60%。

八成以上國人都可能罹患牙周病

其實，牙周發炎一開始是可治療的，初期可能只是刷牙流血，但若一直放著不管，就會造成齒槽骨被吸收，演變成不可逆的牙周病。

根據研究，除了早期認識的致病菌，像是卟啉單胞菌屬(Porphyromonas)、密螺旋體屬(Treponema)、坦納菌屬(Tannerella species)外，現在又多了像是齦溝產線菌(Filifactor alocis)、Peptoanaerobacter stomatis、和醣菌屬(Saccharibacteria)等，都可能會導致牙周病。

根據衛生福利季刊第34期刊載[24]，衛福部「2015-2016 年度成年與老年人口腔健康調查」顯示，台灣成人牙周病盛行率高達80.48％，其中50歲到64歲是牙周病好發率最高的年齡層，而65歲以上的人，有86.4％均患有牙周病，多是因為口腔問題長期累積或不自覺牙周病症狀而忽略就醫，但隨著口腔疾病惡化，也導致生活品質大幅下降。

牙周病除了造成口腔問題外，其實已經陸續有醫學研究發現和全身疾病也有一定程度的影響。為了進一步了解口腔健康與許多疾病的關聯性，2021年發表在《英國醫學期刊》（BMJ）的英國伯明翰大學（University of Birmingham）研究團隊進行六萬多名牙齦和牙周發炎患者的回顧研究[25]，結果發現和沒有牙周問題的人相比，有牙周病史的人在3年內被診斷出心血管疾病或是糖尿病的可能性更高。

此外，這項研究也指出，有牙周病史的人罹患焦慮症、憂鬱症等精神疾病的風險增加37％、自體免疫疾病的風險增加了33％、心血管疾病風險會增加18％、二型糖尿病風險也增加了26％。

另外，哈佛大學的研究團隊在2020年6月發表於腸道（Gut）期刊的論文[26]也顯示，有牙周病史的人，罹患胃癌的風險會增加52％，食道癌的風險會增加43％，而喉癌的風險則增加59％；甚至現在已經有越來越多的研究證實牙周病和

阿茲海默症有非常密切的關聯。

而且，如果牙周病的後期導致牙齒脫落，牙齒數量少於20顆，在睡眠時就無法咬合牙齒，容易阻塞氣管，妨礙睡眠時的呼吸。衛福部國民口腔健康促進計畫第二期(111-115年)的報告內指出，WHO在1982年提出，具有一般性健康及功能之自然牙(natural teeth)，最少應保留20顆。研究證實，若能保有20顆以上自然齒數，咀嚼能力會越佳，也越能減低中老年人咀嚼能力的衝擊，如超過21顆自然牙，更能攝取多種營養素，口腔內的牙齒在無任何咬合接觸及功能牙齒少於20顆且無活動假牙裝置者，在飲食上會有所受限，因而降低生活品質。

因此，日本在多年前就推動「8020」，就是希望80歲的老人仍可以擁有20顆牙齒，因為有研究發現，70歲以上，口腔牙齒數量多於20顆的人，比起牙齒不到20顆的高齡者，5年死亡率少了約60%。可見，牙周病並非只是口腔牙齒的疾病，更是關乎身心健康的關鍵之一，不得掉以輕心。

口腔疾病3｜口腔癌

大多數的口腔癌都是病毒感染，美國統計口腔鱗狀上皮細胞癌(*oral squamous cell carcinoma*, OSCCs)的誘因發現，

90%是因感染人類乳突狀病毒(human papilloma virus),而超過90%的鼻咽癌和Epstein-Barr virus 又稱為「第四型人類疱疹病毒」感染有關[17]。最近研究又發現,口腔鱗狀上皮細胞癌的病人會出現口腔微生物失衡偏向白色念珠菌,而口腔內馬拉色菌屬(Malassezia)較高的病人活存率較高。這些微生物體和腫瘤的關係,隨著研究越來越被重視,也希望透過對口腔微生物體的了解,利用不同菌種或菌屬之間的平衡,維護口腔或全身的健康。

口腔菌叢和
身體其他疾病

大約在90年代,澳洲科學家Barry Marshall和Robin Warren便已在患有慢性胃炎和胃潰瘍的人身上檢測出幽門螺旋桿菌,之後微生物與腸道腫瘤的關聯便開始受到關注。

2017年時,上海醫療團隊也發表研究顯示,口腔內的具核梭桿菌(*Fusobacterium nucleatum,*)不僅增加患大腸癌的風險,甚至影響大腸癌患者的預後,降低患者生存率[27],同時另一組醫療團隊的研究也發現,常吸菸的人因口腔菌叢多樣性降低,升高了肺癌風險,而且像是芽孢桿菌目(*Bacillales*)和乳桿菌目(*Lactobacillales*)兩目等特定細菌的豐富度越高,肺癌患病風險越高,而口腔中螺旋體門(*Spirochaetes*)和擬桿菌門(*Bacteroidetes*)細菌的豐富度高則和與降低罹患肺癌的風險有關[28]。

另外,口腔細菌的變化所帶來的危害,不僅僅與癌症有

一定的相關性，還跟代謝疾病，糖尿病以及失智症等有關。現在，就讓我們看看口腔細菌的殺傷力有多大！

引發疾病1｜咽喉炎

在前面的口腔結構中，介紹過咽喉是連接鼻腔和口腔的通道，也會通往胸腔和食道。當人體的咽喉這部位發炎了，就是所謂的咽喉炎。通常急性咽喉炎和病毒、細菌（如鏈球菌）的感染有關，但慢性咽喉炎則可能是受空氣污染、抽菸、喝酒、刺激的食物等引起，此外用口呼吸（例如因患鼻炎、鼻竇炎、鼻息肉或鼻中隔彎曲），讓未經過濾、未加溫的空氣刺激咽部也會造成慢性咽喉炎。值得注意的是，口腔衛生狀況不良的人，有不少人也會同時罹患慢性扁桃腺炎和慢性上咽喉炎。

引發疾病2｜食道癌

食道癌的早期診斷非常困難，一旦發現時，往往已經擴散到周圍組織和器官。研究人員曾對100名食道癌患者食道內的癌細胞與30名正常人的細胞進行比較分析[29]，結果發現61%的食道癌細胞中含有牙齦卟啉單胞菌的DNA，12%的腫瘤組織與相鄰部位檢測出該細菌，而正常組織中並未發現。因此

研究人員推測,該細菌可能就是引發食道癌的危險因素。原因有二,第一、食道的扁平上皮細胞極有可能是牙齦卟啉單胞菌的寄生細胞;第二則是口腔細菌的感染促進了食道癌的發生,這些觀察發現,將有助於日後擬定預防及治療方針。

另外,東京醫療團隊收集了食道癌患者的唾液和牙菌斑後,也發現口腔內含有典型牙周病的代表性致病菌時,食道癌的風險增加約六倍,同時也發現食道癌患者牙周病較嚴重,為食道癌的篩檢提供了一個更明確的方向[30]。

引發疾病3│胃部疾病

幽門螺旋桿菌是引發胃疾的重要關鍵,而幽門螺旋桿菌主要是透過口—口途徑和糞—口途徑傳播。研究發現,口腔的不同部位都有幽門螺旋桿菌的DNA和特定抗原,因此專家推測口腔是幽門螺旋桿菌在胃以外的儲存庫。許多研究者從患者口腔中的牙菌斑、唾液、舌苔和牙髓中檢測出幽門螺旋桿菌,因此認定口腔是幽門螺旋桿菌傳播到胃的第一個通道。

口腔幽門螺旋桿菌影響胃病療效

也有學者提出,兒童口腔深處蛀牙表面的牙菌斑有70%

的幽門螺旋桿菌陽性率，可見幽門螺旋桿菌在口腔的分布是相當普遍的，並發現如果口腔中出現了幽門螺旋桿菌，很可能加快牙周炎的嚴重程度和進展，甚至與多種口腔疾病有關，也會加重胃幽門螺旋桿菌感染程度以及治癒的難度[31]，甚至導致再次感染，對我們的健康有著極大的威脅。

根據研究，口腔幽門螺旋桿菌也與現代人常有的胃食道逆流、食道括約肌鬆弛和十二指腸炎的發病率增加有關。由於口腔幽門螺旋桿菌與胃感染之間具有關聯性，因此，要治療胃炎，就必須根除口腔幽門螺旋桿菌。同樣的，如果牙周治療未能消除口腔幽門螺旋桿菌，則胃幽門螺旋桿菌根除的失敗率也會提升64倍。因此，做好口腔衛生不僅可以減少口腔中的幽門螺旋桿菌，並有助於控制幽門螺旋桿菌從口腔轉移到胃部，進而避免胃潰瘍、胃癌的發生。

引發疾病4│發炎性腸道疾病

發炎性腸道疾病（Inflammatory Bowel Disease，以下簡稱IBD）泛指消化道慢性發炎的相關疾病，主要分成潰瘍性結腸炎（Ulcerative colitis, UC）和克隆氏症（Crohn's disease, CD）兩種，兩者症狀有點不一樣，但容易與一般急性腸胃炎或腸道功能性障礙混淆，通常在患病初期不容易診斷。

過去亞洲IBD的盛行率不高，但近年IBD發生率節節上升，日本前首相安倍晉三，就曾因爲了治療潰瘍性結腸炎而辭職下台。

雖然IBD的病因尚不完全清楚，除了環境和遺傳外，研究發現，IBD患者的唾液菌叢生態會明顯失衡，其中大多數菌叢在IBD患者的腸道中表現出相同的變異趨勢，此結果顯示，唾液中的菌相組成可能可以做爲檢測IBD高危人群的指標。

口腔壞菌甚至可以躲過胃酸攻擊

另一項研究發現，口腔菌叢導致IBD惡化的原因有兩種：一是因牙周炎引發的口腔黏膜中克雷伯氏菌(Klebsiella)／腸桿菌屬(Enterobacter)大量增殖，這些增生的菌群透過消化系統，轉移定植於大腸下方部位，並透過免疫細胞所分泌的IL-1β引發結腸炎。

二是在牙周炎期間，因發炎反應而出現的口腔Th17細胞（一種免疫細胞）移行到腸道，導致腸道發炎。一般認爲，人體的胃酸可以有效阻擋口腔內的微生物傳播到遠端腸道內，然而事實卻非如此。分析IBD病人的糞便菌相發現，簡明彎曲菌(*Campylobacter concisus*)和具核梭桿菌(*Fusobacterium nucleatum*)這些原來定植於口腔內的細菌，居然也會出現在

糞便中，表示這些菌已躲過胃酸的破壞，成功地轉移到腸道內。理論上，腸道菌叢應該具有防止外來菌定植於腸道的機制，但從IBD的病人身上發現，細菌的總數、歧異性和穩定度通常會下降，顯示腸道細菌失衡的結果讓口腔菌有機可趁，造成IBD症狀更加惡化[32]。

引發疾病5｜大腸直腸癌

大腸直腸癌(CRC)可以說是近幾年台灣癌症的頭號話題，因大腸直腸癌早期幾乎沒有明顯症狀，等到出現便血、排便習慣改變、貧血、腹痛、體重減輕等症狀時，部分患者已經到第3、4期。

根據研究，大腸直腸癌患者的唾液和糞便樣本中，口腔細菌（如消化鏈球菌、鏈球菌和梭桿菌屬）的豐富度明顯比健康對照組高，可以用來說明患者口腔細菌可能促進了癌細胞的發展。其中，具核梭桿菌是一種革蘭氏陰性共生厭氧菌，是腸道和口腔菌群的一部分，通常存在於人類牙菌斑中。與健康對照組相比，在CRC組織活檢和患者的唾液中，可以發現大腸直腸癌的患者含有超量的具核梭桿菌。而比對大腸直腸癌的組織檢體和口腔檢體，可以檢測到相同的具核梭桿菌菌株，更可以說明CRC的具核梭桿菌起源於口腔[33]。

除了透過腸道到達大腸直腸腫瘤部位外，血液傳播也是其中一種途徑，具核梭桿菌會入侵CRC細胞，並利用其獨特的FadA黏附素與E-鈣黏蛋白結合，具有調節腫瘤微環境，賦予化療抗藥性並促使癌細胞轉移的能力，因此會激化癌細胞的生長。而會導致牙周病的菌種──溶糖卟啉單胞菌（*Porphyromonas asaccharolytica*）和牙齦卟啉單胞菌（*Porphyromonas gingivalis*）也會在CRC患者的糞便中顯著增加，這些結果都顯示，卟啉單胞菌屬過度生長與大腸直腸腫瘤的發生存在著顯著的因果關係，不得不慎。

引發疾病6｜阿茲海默症

阿茲海默症，也就是我們常說的「老年痴呆症」，是進程緩慢的神經退化性疾病，會隨時間不斷惡化，大多7到8成的失智症患者都是因阿茲海默症所引起。

一開始患者大多是喪失短期記憶（記不住最近發生的事），隨疾病逐漸惡化，會慢慢出現其他症狀，像是語言障礙、定向障礙（容易迷路）、情緒不穩、喪失動機及其他無法自理行為。當情況越來越惡化，患者會和家庭或社會脫節，並逐漸喪失身體機能，最終導致死亡，通常診斷出罹患阿茲海默症後，患者的平均餘命約為3到9年。

口腔菌傳播到腸道 加速阿茲海默症惡化

根據研究，阿茲海默症是因腦部有異常的β類澱粉蛋白和磷酸化Tau蛋白的堆積。研究人員分析了患者和健康對照者的口腔和腸道菌叢後發現一個有趣的現象：從健康對照組到輕、中度的阿茲海默症患者口腔與腸道中的厚壁菌門和梭桿菌門數量，發現隨著病情惡化，厚壁菌門和擬桿菌門在腸道中的數量會逐漸上升，表示中度阿茲海默症患者比輕度患者或健康對照者有更多的口腔菌傳播到腸道[34]。

另外，也有研究者從老鼠實驗上發現，將牙周炎的唾液灌入胃中，除了損害認知功能並增加β類澱粉蛋白積累和神經發炎症狀，同時也會加劇腸道菌叢失調、促進腸道發炎反應、腸道屏障損傷和全身發炎的症狀[35]，顯示牙周炎的唾液菌叢可能通過腸內途徑以及與腸腦軸(gut-brain axis)的交互作用，加重阿茲海默症的發病機率。而老鼠實驗也發現，牙周菌具核梭桿菌會加劇阿茲海默症的病變，並增加腸道中鏈球菌和普雷沃氏菌的菌數，總之，越來越多的研究證實了，口腔細菌確實和阿茲海默有絕對的關聯性。

引發疾病7 | 心血管疾病

根據醫學研究，在動脈粥狀硬化斑塊中可以發現韋榮球

菌屬(*Veillonella*)和鏈球菌與患者口腔中這些菌的豐富度相關，除了口腔外，甚至腸道中也有[36]。這個研究結果顯示，動脈粥狀硬化斑塊的微生物群，可能有部分來自口腔或腸道或兩者都有。

一般而言，動脈粥狀硬化斑塊是因為血管內皮受損，白血球和血小板聚集，伴隨膽固醇、脂肪、血栓、各類結締組織、鈣離子的堆積以及血管平滑肌增生而形成，且隨著硬化斑塊逐漸變大，血管內腔也會逐漸變窄，導致血流供應量不足，產生缺血性症狀，也就是我們熟悉的「動脈粥狀硬化疾病」。

而動脈內的粥狀硬化斑塊若再受到牙周病原菌或環境因素交互作用，更可能加重發炎反應，導致斑塊破裂，引發血小板活化反應形成血栓後，大量凝集在血管腔內，進一步造成血流在短時間內嚴重受阻，甚至完全被阻斷，形成「動脈硬化栓塞症」；如果血栓堵住的是供應心臟養份與氧氣的冠狀動脈，就會造成「急性心肌梗塞」；如果是堵住頸動脈及腦血管，就是「急性缺血性腦中風」；至於堵住周邊血管的話，就會造成間歇性跛行，甚至腿部缺血壞死，對身體帶來極大的風險。

引發疾病8│類風溼性關節炎

類風濕性關節炎是指滑膜發炎的慢性自體免疫性疾病，可導致關節軟骨和骨骼的損傷。要診斷類風濕關節炎，瓜胺酸蛋白(citrullinated proteins)的自身抗體是診斷的依據之一。

瓜胺酸蛋白由精胺酸受到肽基精胺酸脫亞胺酶（peptidylarginine deiminases, PADs）催化產生，因此PAD成了是否會產生瓜胺酸蛋白的關鍵。人體口腔中的細菌—牙齦卟啉單胞菌正是唯一具有細菌性PAD酶的口腔細菌。一旦牙齦卟啉單胞菌轉移到血液中，就會提升發炎前因子介白素-6(IL-6)的含量，並誘發單核球的發育，活化了蝕骨細胞，破壞骨質，造成類風溼性關節炎[37]。

如今，牙齦卟啉單胞菌已被認為是類風濕關節炎的重要環境因素，許多研究顯示，不管是在實驗誘發類風濕關節炎前、或誘發同時、還是誘發後，牙齦卟啉單胞菌都會造成類風濕關節炎惡化。與其他菌如中間普雷沃氏菌(Prevotella intermedia)和具核梭桿菌(具核梭桿菌)或多形擬桿菌(Bacteroides thetaiotaomicron)相比，牙齦卟啉單胞菌更容易引起類風濕關節炎。

因此口腔內菌叢生態是否平衡，不單單只是和口腔健康有關，對全身更是有相當大的影響！但究竟要如何維持口腔

菌叢的平衡呢？除了好好刷牙，做好口腔保健外，還有哪些是我們可以在日常生活中留意或是加強的呢？再下一章節，我將跟各位讀者說明如何透過提升口腔黏膜的防禦力，全面打造健康基礎。

Part **4**

原來口腔有最強的
隱形保護力

我們嘴巴會不停分泌唾液，
千萬別以為那只是身體的自然反應，
事實上，唾液的分泌，
對我們身體的作用可是相當大的！

口水「多不多」
和進食大有關係

前面章節已經介紹過,唾液是口腔內分布的液體,無色,又稀又薄,主要由腮腺(parotid gland)、頜下腺(submandibular gland)、舌下腺(sublingual gland)和數百個小的黏膜下唾液腺(submucosal salivary glands)所分泌,我們的唾液口水pH值介於6-7之間。此外,最近的研究還發現,人類鼻腔和咽喉間的咽鼓管唾液腺(Tubarial salivary gland),也可能在我們的口咽部發揮和唾液同樣的功效[38]。

我們人體每天正常分泌的唾液量約1,000到1,500毫升,但會受到味覺、咀嚼和口腔機械感受的影響,刺激唾液分泌的多寡。

進食刺激 唾液分泌增為5倍

當我們的感覺神經接收到刺激時,會將訊號傳遞到中央

神經系統，再透過交感神經和副交感神經，將訊號傳送到唾液腺，以控制唾液的分泌量。通常，在口腔沒有食物或其他刺激的影響下，唾液的分泌量大約是每分鐘0.3到0.4毫升；睡眠狀態下則減少至大約0.1毫升左右。其中70%由頜下腺分泌，而20%由腮腺分泌，5%則由舌下腺所分泌，剩餘的5%則由數百個黏膜下的唾液腺所分泌。

一般來說，在沒有食物刺激的狀態下，唾液腺會遵循12小時晝夜規律(circadian rhythm)分泌唾液，通常午後的分泌量會達到最高峰，清晨最低。如果是進食的狀態下，我們唾液的分泌量會暴增為原來的5倍，成分的質量和組成也會和口腔沒有食物的休息狀態下不同。唾液腺受食物刺激後，分泌量最大的腺體是腮腺，約佔60%，其所分泌的唾液是水狀不含黏蛋白，因此黏稠度較低，此外的30%則由頜下腺所分泌，剩下的10%，則由其他唾液腺所分泌。

唾液腺功能　因老化而衰退

我們口腔的健康仰賴口腔黏膜和牙齒表面持續覆蓋的唾液，然而不同疾病會造成唾液腺機能障礙，因此降低了唾液的分泌量。此外，腺體的體積也會隨著年紀大和老化而變小，與此同時，腺體內的脂肪和結締組織也會增加，導致唾液分泌量減少，甚至也有研究報告指出，年長者唾液中的蛋

白質含量比年輕人低，簡單來說，人體的唾液腺功能會隨著年齡老化而機能衰退。

除了年齡會影響唾液的分泌量外，疾病和藥物也會有所影響。像帕金森氏症和胃食道逆流患者的口水通常比較多，重金屬中毒也可能會引發唾液過量分泌；另外較常見的狀況就是藥物的副作用，特別是一些活化周邊神經系統的藥物如Clozapine抗精神病藥物所導致的唾液分泌量過多。另外，部分藥物如抗組織胺、抗焦慮藥、抗憂鬱藥、利尿劑等，則是會造成唾液量減少而引起口乾症狀，而頭頸癌病人接受放射線治療後，也會因唾液分泌功能受損而引起口乾症。

不只幫助消化的
「神奇唾液」

了解唾液對人體的影響後,相信你對於這個看似如同呼吸一般,與我們日常幾乎密不可分的唾液,已經改觀。既然,唾液並不是「無用」的存在,那我們就更應該正視它在人體運作中所扮演的功用!

唾液到底有那些功能呢?!保持口腔濕潤?幫助咀嚼食物?這些都沒錯!重要的功能之一就是幫助消化,因為有唾液潤濕食物、形成食團(Bolus),就能幫助我們吞嚥食物,加上唾液成份中含有澱粉酶(Amylase),能幫助消化澱粉,分解成麥芽糖(Maltose)和糊精(Dextrin),讓食物在進入胃之前,就已經開始消化。

此外,唾液雖然大部分是水分,但含有許多重要的物質,例如蛋白質、礦物質和抗菌物質,因此唾液除了能夠幫助人體消化食物,還能維持口腔健康。以下就是容易被我們

忽略的唾液其他功能。

唾液功能1｜濕潤口腔方便說話

有沒有發現，口乾舌燥的時候，我們連說話都很困難。沒錯，每天分泌的唾液能保持口腔濕潤，濕潤牙齦和舌頭黏膜，讓我們方便說話。

唾液功能2｜清潔口腔避免口臭

唾液能幫助我們清潔口腔，沖洗因咀嚼而殘留在牙齒和口腔內部的殘渣，也可以避免因為細菌的繁衍，帶來的口臭。

唾液功能3｜抗菌成分修復組織

由於唾液內除了水以外，還有其他不同成分，能抑制口腔內的細菌，甚至有治療傷口的效果。（接下來的章節會進一步說明唾液的重要成分）

唾液功能4｜緩和酸性物質

太多的細菌會讓口腔的酸鹼值失衡，因此唾液的分泌也

能口腔慢慢恢復中性。

前面已經說過，我們每天可分泌高達1,000到1,500毫升的唾液，不過這其中98%的成分都是水。儘管唾液中大部分的液體都是水，但若仔細比較，我們卻仍感受到唾液和水並不同，那是因為剩下2%的唾液由許多荷爾蒙、酵素、蛋白質、礦物質和細菌的代謝物所組成，而我們能消化食物、維持口腔衛生，靠的就是這些「2%成分」。例如你會覺得口水黏黏的，就是因為唾液中的蛋白質超過15%以上是黏蛋白，黏蛋白能提供潤滑及修復傷口的功能，也是細菌生長的糖份來源。

進一步探究唾液成分，可發現唾液內含有超過1,000個蛋白質，大多屬於糖蛋白，占比最高的是多脯胺酸胜肽（proline-rich peptides）、澱粉酶、宿主防禦胜肽（host defence peptides）、黏蛋白、免疫球蛋A（IgA）和碳酸酐酶（carbonic anhydrase）等。此外還有一些緩衝酸鹼值的碳酸和磷酸等無機離子，和胺基酸及尿素。另外，唾液裡除了唾液腺所分泌的成分外，還包括牙齦齒溝液的成分和口腔鱗狀上皮細胞、嗜中性球和微生物細胞等[39]。

這些成分中，特別值得重視的便是：酵素、細菌群和乳鐵蛋白。接下來，我將分別跟大家介紹口腔的最強守門員。

口腔的最強守門員1
唾液中的酵素

唾液中含有多種酵素,也就是酶類,有些具有消化功能,有些則具有抗菌功能。主要的酵素有以下三種:

酵素1｜α-澱粉酶（α-amylase）

顧名思義,就是消化澱粉的酵素,讓我們能在咀嚼食物時,就開始消化澱粉。α-澱粉酶能將澱粉分解為麥芽糖,通常在pH7.4時,最能發揮作用。

酵素2｜舌脂解酶（lingual lipase）

舌脂解酶作用的最適pH值為4.0左右,因此要等進入靠近胃的酸性環境後才會開始發揮作用。這類酵素對消化系統尚未成熟的新生兒比較重要,主要是幫助嬰幼兒在口腔內分解

來自母乳的脂質。但對成人而言，對於分解食物中的脂質，其實貢獻度並不大。

酵素3 | 溶菌酶（lysozyme）

溶菌酶是體內免疫系統的一部分，透過和細菌表面結合，溶解細菌的細胞膜，可殺滅革蘭氏陽性菌。溶菌酶不只存在於人體的唾液中，我們的眼淚、鼻涕、粒線體中的細胞質顆粒也都有，甚至是蛋白中也存在。

酵素4 | 乳過氧化物酶 (lactoperoxidase)

在初乳中含量最高，也存在於唾液中，因此特別強調是唾液乳過氧化物酶，它可和過氧化氫以及硫氰酸根（SCN）形成「乳過氧化物酶體系（LPS）」。這個體系具有強力的抗菌活性，可以抑制革蘭氏陽性菌和陰性菌的生長。不僅如此，還可預防過氧化物的積累，避免由過氧化物引起的細胞損傷，具有保護口腔表皮細胞的作用。

口腔的最強守門員2
唾液中的口腔菌叢

由於我們口腔內含有高達700種以上的微生物，數量之多僅次於腸道，因此我們每一毫升的唾液內，大約就有10的8次方活菌數，這些菌大多來自舌頭[39]，因此，舌苔可說是微生物的大本營，可見中醫以舌苔來斷病，不無道理。

在陳建仲醫師的報告（中醫藥年報第24期第六冊）中提到，舌苔的厚與薄，反映疾病的嚴重程度和病位深淺：舌苔薄多為疾病初期，病位淺；苔厚則病邪漸入於裡，病位深。這是不是也反映出舌苔厚表示菌數多而密集，自然所造成的身體健康問題就比較大了。由此可見，口腔內的菌群會依身體狀況而改變，因而口水的成分也會不同，所以口水也常被作為疾病的判斷指標[40]。

唾液的蛋白質成了細菌溫床

口腔內的細菌是怎麼來的呢？原來牙齒一旦長出，唾液中的蛋白質就會黏附在牙齒上，形成薄膜，這層薄膜會隨著時間覆蓋到口腔各部位，黏附更多唾液中的蛋白質，甚至吸引大量的微生物附著其上，並開始生長繁殖，形成更厚實的菌膜。因此，一旦我們如果沒有好好清潔，細菌在口腔內大量的繁殖，那麼原本維持平衡的口腔細菌，就會形成堅固的牙菌斑，分泌有害物質侵蝕牙齒及牙齦，由初期的發炎，進而造成蛀牙或牙周病、甚至牙齒脫落。

如果口腔中的致病菌成為優勢菌種，這些大量的口腔細菌當然不會只待在口腔中，勢必往各個地方流竄，其中離口腔最近的就是咽喉、扁桃腺；其次是食道、胃、腸等。若口腔中有傷口，例如牙齦發炎流血、或透過治療牙周病、拔牙等，微生物趁隙進入血液，造成全身性的疾病，甚至進入腦部造成阿茲海默症。

不可思議的「抗菌成分」

唾液中所含的成分除了對口腔內的細胞產生影響外，同時也餵養口腔內的眾多細菌。這些細菌會製造許多酵素，分解口腔中殘留的食物，轉換成糖和胺基酸，當成他們生長繁

殖的營養素，同時也會和唾液中的成分協同作用，將食物中的硝酸鹽轉化成亞硫酸鹽，產生抑菌作用，避免外來的病原菌入侵口腔。此外，也會和口腔細胞互相作用，降低發炎反應，維持口腔健康。

這些抗菌成份對於口腔菌叢的組成非常重要。值得注意的是，這些菌叢的組成會隨著我們年紀和健康狀況而有所差異，同時唾液內所含的抗菌成份和濃度也大不相同，例如牙齒琺瑯質、黏膜、和假牙表面等會聚集大量黏蛋白和其他抗菌成分，形成濃度較高的區域，而牙周病、抗生素治療都會直接或間接影響唾液的分泌量以及改變唾液的成分。

當壞菌在口腔內滋生時，唾液內的抗菌成份通常可以直接殺菌，或是阻礙微生物的定植和營養供給，甚至具備促進傷口癒合和調節免疫等複合性功能，成分間也可能具有偕同或加成的抗菌功效。例如，接下來要提到的乳鐵蛋白就是最具代表性的多功蛋白質。

口腔的最強守門員3
唾液中的乳鐵蛋白

　　口水之所以成為口腔黏膜免疫防禦的「祕密武器」，那是因為口水中有著免疫球蛋白（IgA, IgM, IgG）、α-澱粉酶、溶菌酶和乳鐵蛋白。其中，乳鐵蛋白更是最重要的免疫因子，已有越來越多的研究證實，乳鐵蛋白在唾液中的含量可做為一些疾病的指標。

　　一般來說，口腔在沒有刺激、休息的狀態下，唾液中所含的乳鐵蛋白量大約是每公升8.96毫克，而在受到食物刺激的狀態下，含量則為每公升7.11毫克。牙齦溝液中的乳鐵蛋白含量則為每公升1.23毫克。但嚴格來說，乳鐵蛋白在唾液中的含量，很難有標準，因為隨著口腔部位、時間以及生理狀態的不同，唾液中乳鐵蛋白含量都會有所不同[41]。

乳鐵蛋白是重要的免疫因子

其實,乳鐵蛋白並非只分布在我們的唾液中,而是全身上下所有的黏膜組織都可以發現乳鐵蛋白的蹤跡。這是為什麼呢?因為黏膜是脊椎動物第一個演化出的免疫系統,也是人體最重要的第一道防線,因此只要是可能受到外界攻擊,需要快速有效啟動保護機制的身體部位,都可以看得到乳鐵蛋白的蹤跡。

要知道,乳鐵蛋白不僅是身體最佳的健康防護罩,可以對抗細菌及病毒。更厲害的是,它不僅具有被動防護的功效,還能主動攻擊這些感染原。所以,乳鐵蛋白在口腔中扮演保護口腔黏膜的第一道防線。

由於微生物棲息在嘴巴的軟組織和牙齒的硬組織上,加上牙齒的填充物、矯正器、固定或活動式假牙的表面都是形成細菌菌膜的大本營,因此我們的口腔可說是孕育微生物的溫床。這麼多的微生物,就是靠口水中大量的免疫球蛋白、蛋白酶等蛋白質和胜肽,來維持口腔微生物的恆定,其中控制身體和口腔菌叢共生的關鍵成分就是乳鐵蛋白[42]。

最初只用在嬰幼兒保健

最早發現乳鐵蛋白的是索瑞森(M. Sorensen),他在

1938年從牛乳中分離出來的紅色結晶物質,但因為當時技術不好,分離的純度不夠,因此無法知道它的特定功能,直到1960年葛羅斯(Groves)從人乳中分離出來,做了詳細的研究,隔年由布蘭克(Blanc)正式將這個新蛋白質命名為「乳鐵蛋白」。

由於乳鐵蛋白最早是從乳汁中被分離出來,因此在早期的研究和應用上多半用直觀的思考方式認為,乳鐵蛋白存在於母乳裡,因此認為只要把乳鐵蛋白添加到嬰幼兒奶粉中,就能幫助新生兒調節免疫功能、促進腸胃道健康和幫助成長發育,因而讓大多數的民眾認為,乳鐵蛋白是專屬嬰幼兒的保健食品,導致我們對乳鐵蛋白的認知太過狹隘。

雖然,乳鐵蛋白對新生兒來說至關重要,甚至被認為,一旦攝取不足,就會影響成長時的腸胃道、免疫系統及腦部發育等問題。然而,隨著陸續的研究發現,**其實乳鐵蛋白不只存在於乳汁中,其對於人體的影響,也不僅限於嬰孩時期。**

有黏膜的地方就有乳鐵蛋白

研究發現,乳鐵蛋白除了存在於乳汁之中,也存在於人體的諸多部位,像是肝臟、肺臟、胰臟、腎臟、小腸、攝護

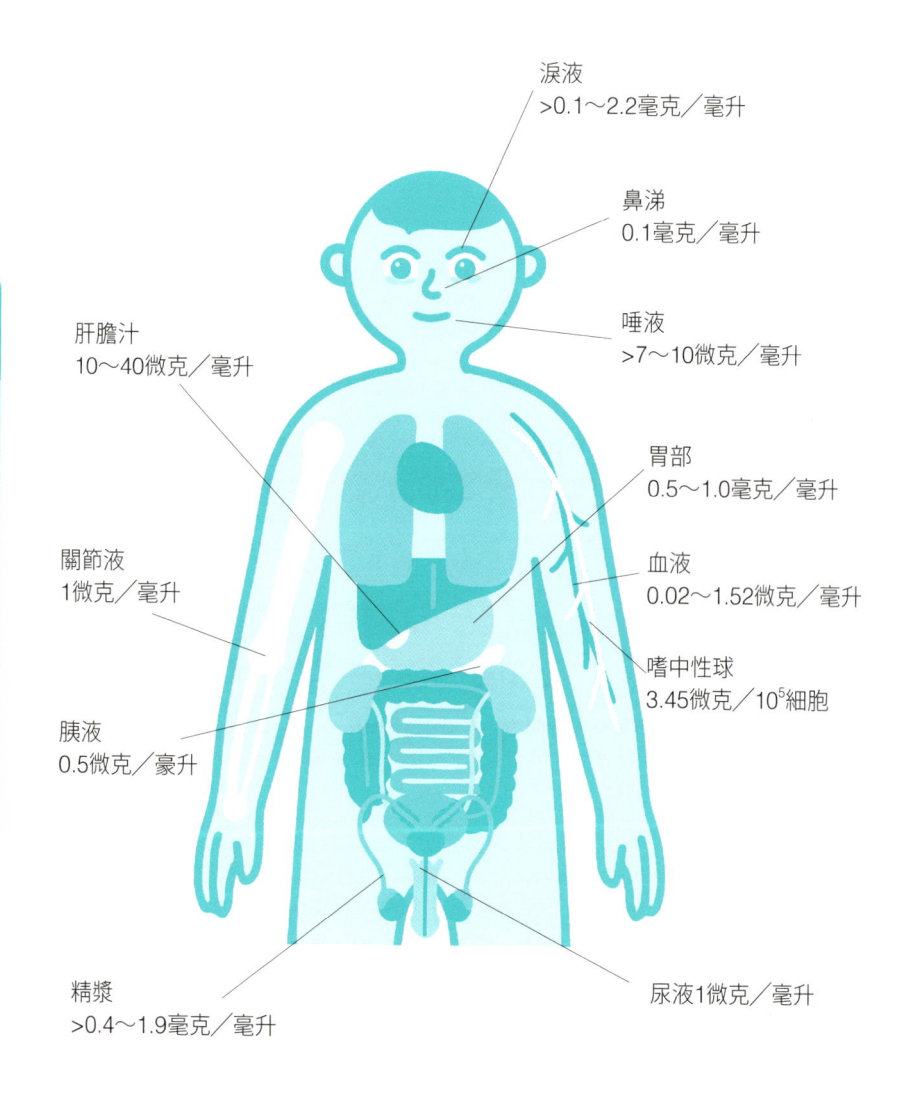

圖9 人體個部位的乳鐵蛋白含量[41,44]

淚液
>0.1～2.2毫克／毫升

鼻涕
0.1毫克／毫升

肝膽汁
10～40微克／毫升

唾液
>7～10微克／毫升

胃部
0.5～1.0毫克／毫升

關節液
1微克／毫升

血液
0.02～1.52微克／毫升

嗜中性球
3.45微克／10^5細胞

胰液
0.5微克／豪升

精漿
>0.4～1.9毫克／毫升

尿液1微克／毫升

Part 4　原來口腔有最強的隱形保護力

腺（前列腺）、膽囊、腦脊髓液、支氣管分泌液、尿液、唾液、鼻涕、眼淚、陰道分泌物、精液、臍帶血、血漿和免疫細胞等。它是由上皮細胞和免疫系統中的嗜中性白血球所製造的蛋白質，而黏膜組織是由上皮細胞所組成，因此，**基本上只要是黏膜、會產生分泌液的地方都有乳鐵蛋白**（圖9）[43]。尤其是那些「對外開口」的黏膜組織；在免疫功能上是預防疾病感染的關鍵防線，換言之，只要強化黏膜，就能增強抵抗力。然而，隨著年齡老化、環境因子和不良生活習慣的影響，都會導致乳鐵蛋白的自行分泌能力減弱。

乳鐵蛋白是科學界一致認可的「萬能特效藥」

當細菌、病毒、原蟲、真菌等微生物入侵攻擊人體時，健康的黏膜細胞便會主動分泌大量乳鐵蛋白去做抵抗，做到類似保護膜的概念，然而，乳鐵蛋白對於人體來說，不是只有保護功能如此而已。事實上，還具有**抗發炎、抗菌、抗病毒、抗原蟲、抗癌、促進傷口癒合、促進骨骼生長、調節免疫、抗氧化、調節鐵質**等面面俱到的功能。在2020年發表於營養期刊(nutrients)的論文就以「乳鐵蛋白為一生的保護伴侶」[45]為標題，點出乳鐵蛋白對人體的重要性；2021年發表於醫藥學研究（Pharmacological Research）則稱乳鐵蛋白為「新萬靈丹」[46]；2022年分子期刊(molecules)的論文也以「神

奇的分子」為標題來介紹乳鐵蛋白[47]，也有研究指出乳鐵蛋白是抗菌戰場上的有效武器[48]，可見乳鐵蛋白確實是科學界認可的萬能特效藥。

到底乳鐵蛋白在口腔問題上，能有怎樣的防護力呢？

簡單來說，乳鐵蛋白的抗菌功能使得乳鐵蛋白在口腔中可防止牙齒衰敗和牙周病。在一項小鼠實驗模式中發現，剔除小鼠乳鐵蛋白基因後，因為細胞無法正常製造乳鐵蛋白，所以這些乳鐵蛋白基因剔除的小鼠，相較於乳鐵蛋白基因還在的小鼠，有嚴重的蛀牙，口腔內的菌落數非常高，口水的酸鹼值偏低。但若將乳鐵蛋白塗抹於小鼠口腔內，則可明顯降低致病菌的菌數和蛀牙受損的程度[49]。

另一實驗則是將乳鐵蛋白靜脈注射到由轉糖鏈球菌引起的菌血症的乳鐵蛋白基因剔除鼠的血液中，結果發現，48小時內，小鼠血液和內部器官的病原菌就被清除[50]，研究人員以此實驗作為乳鐵蛋白抗菌和調節免疫的直接證據。

牙周病患者乳鐵蛋白含量高

在預防蛀牙和牙周病上，乳鐵蛋白也具有相當大的保護力。由於乳鐵蛋白會和轉糖鏈球菌競爭口水中的凝集素，使得這個造成蛀牙的病原菌因無法附著在口水形成的薄膜上，

也就無法定植於牙齒表面，此外，乳鐵蛋白具有結合鐵離子的功能，使病原菌無法獲得繁殖所需的鐵離子，進而阻止了口腔細菌在口腔各部位大量繁殖聚生，並形成菌膜，更能降低局部的發炎反應，避免造成蛀牙和牙周病[51]。

研究發現，慢性牙周病病人口水中的乳鐵蛋白含量較健康人高，但是同樣存在於口水中的溶菌酶和免疫球蛋白含量卻沒改變，進一步發現，乳鐵蛋白含量和牙周囊袋的探測深度和流血程度成正比，推測流血越嚴重，從血液中所釋出的鐵離子越多，造成牙周病的主要細菌牙齦卟啉單胞菌則會利用鐵大量繁殖，惡化牙周病，所以，口腔的黏膜組織和免疫細胞會釋出大量乳鐵蛋白來對抗這些過度繁殖的細菌。因此，日後乳鐵蛋白在口水中的含量也極具潛力可發展作為牙周病的診斷指標。

口服乳鐵蛋白對於口腔保健的功能一直是被科學界認可的，包括用於治療口臭、口乾症、牙齒黑色素沉積、齒槽骨和上頜骨破壞等。

此外，乳鐵蛋白也可抑制念珠菌類的真菌，這類菌也是屬於人類的共生菌。一旦口腔衛生沒做好、口水分泌減少、使用假牙、抗生素治療、免疫力降低、糖尿病、使用類固醇藥物等，都會導致口腔和食道念珠菌炎，長在口腔內的就是我們熟悉的鵝口瘡，俗稱嘴巴破。

乳鐵蛋白成了「保健」大祕方

研究指出乳鐵蛋白可以破壞白色念珠菌的細胞膜、DNA和累積活性氧，促使菌體凋亡。動物實驗顯示，有口腔念珠菌炎的免疫抑制小鼠在飲用水中添加乳鐵蛋白，可明顯降低白色念珠菌的數目和減少舌苔[42]。對於嚴重的慢性口腔念珠菌炎的HIV病人，若給予抗黴菌藥物合併使用含有乳鐵蛋白和溶菌酶的漱口水，可完全解決感染的問題[52]。另一個有趣的實驗則測試兩種人造唾液在壓克力表面的抗白色念珠菌的效果，其中含乳鐵蛋白、溶菌酶和乳過氧化酶組合的人造唾液比黏蛋白、木糖醇和氟的組合，抗菌效果更好[53]。

唾液中有這麼多功能性的蛋白質，其中乳鐵蛋白被證明是最重要且具多重功效的蛋白質，此外，也是現在普遍用來作為保健食品的原料，不僅取得方便，相對地，成本也不算高。現在市面上已經有非常多乳鐵蛋白口腔保健產品，包括：牙膏、漱口水、口含錠、假牙清潔液、人工唾液等。

Part 5

口腔內的神奇特效藥
乳鐵蛋白

如果把口腔想像成一座城市，
那麼牙齒就是這座城市的高樓，牙齦就是城市的綠地，
而唾液中的各種酵素和蛋白質就如同城市中的警衛，
時刻保護著這個繁忙的都市免受外來侵害。
本章就是要繼上一章節後，
帶領各位進一步認識維持口腔這座城市
重要的警衛──乳鐵蛋白。

乳鐵蛋白的多重功效

Part 5 口腔內的神奇特效藥──乳鐵蛋白

現在我們知道，刷牙、漱口這日常且看似簡單的習慣，實際上牽動著一個複雜而微妙的生物系統，這系統包含了數以億計的微生物，它們的平衡直接影響著我們的口腔和身體的健康。

乳鐵蛋白（Lactoferrin）是天然存在於人體中的蛋白質，尤其是在母乳和唾液中含量豐富，乳鐵蛋白就像巡邏守衛，保護口腔免受細菌感染，並維持口腔內的菌叢平衡，阻止有害細菌的增長。

現代人生活忙碌，很多人選擇快速解決用餐，飯後更沒有時間好好刷牙，導致食物殘渣在口腔中停留過久。時間一長，這些食物殘渣就成了細菌滋生的溫床，進而引發牙齦炎、口腔潰瘍等問題。這時候，就是乳鐵蛋白發揮作用的關鍵時刻。

乳鐵蛋白能與鐵結合，使細菌無法獲取足夠的鐵用於生長繁殖，進而阻止細菌形成生物膜造成牙菌斑，因此，能有效地預防蛀牙和牙周病。乳鐵蛋白不僅能抑制口腔內造成蛀牙的轉糖鏈球菌和導致牙周病的牙齦卟啉單胞菌。研究顯示，還能對這些細菌具有直接殺滅的作用，並減少其引發的發炎症狀。因此，在牙齦發炎的情況下，乳鐵蛋白能減少發炎反應，降低腫脹和疼痛，並促進組織的再生與修復[41]。

抗菌、抗病毒 還能促進傷口癒合

乳鐵蛋白可說是目前研究證明，最有效防範病毒入侵的營養補充劑[54]，它的作用包括：

1. **阻擋病毒進入細胞內**：乳鐵蛋白可在細胞膜上形成保護膜，讓病毒沒有辦法鑽到細胞內繁殖。

2. **包覆病毒**：乳鐵蛋白能將病毒顆粒團團圍住，讓病毒無法直接接觸我們的細胞膜。

3. **調節免疫功能**：抑制發炎反應、避免細胞激素風暴，啟動免疫細胞的活性，殺死病毒。

4. **調節凝血機制**：乳鐵蛋白可結合血液內的纖維蛋白溶酶原（plasminogen），避免病毒造成血栓。

圖10 乳鐵蛋白抗病毒機制[54]

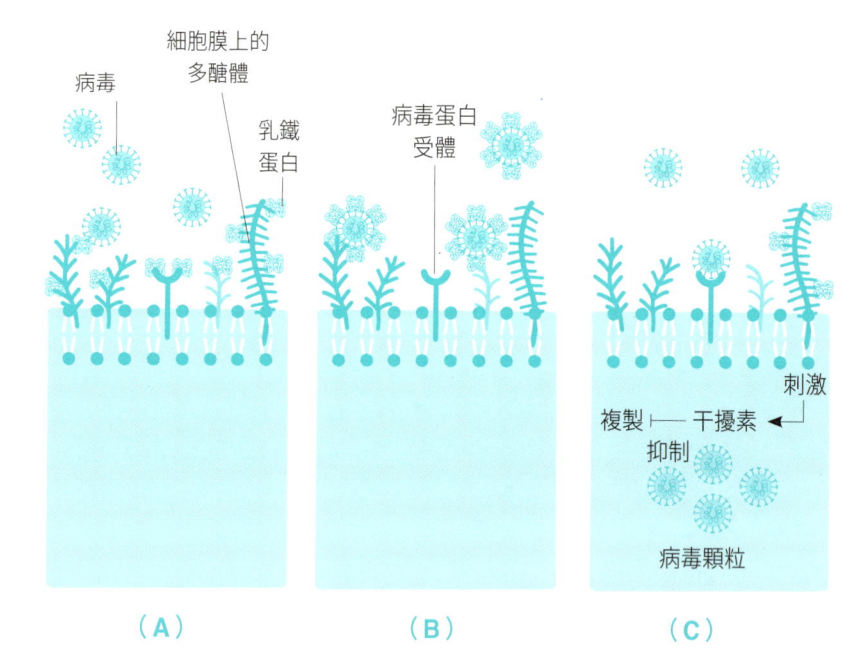

（A）

（B）

（C）

（A）乳鐵蛋白結合細胞表面的多醣體，在表面形成保護膜，使病毒無法接觸細胞。

（B）乳鐵蛋白直接將病毒團團圍住，使病毒無法和細胞表面的病毒受體結合。

（C）一旦病毒和受體結合，乳鐵蛋白會誘使細胞分泌干擾素，抑制病毒複製。

乳鐵蛋白強大的抗病毒和抗黴菌（白色念珠菌）作用，對於抵抗口腔感染來說相當重要。無論是日常的小傷口、手術後的切口，還是嚴重的口腔潰瘍，乳鐵蛋白都能幫助加快癒合過程，減少感染風險。

此外，乳鐵蛋白也可以增加膠原蛋白的合成，而膠原蛋白是促進傷口癒合的重要因子，對於組織的修復與再生至爲重要。因此，對於那些經歷了口腔手術的人，補充乳鐵蛋白可以促進傷口癒合並減少術後併發症。根據2005年紐西蘭團隊研究[55]，乳鐵蛋白能抑制侵蝕骨質的蝕骨細胞活性，促進長骨質的成骨細胞生長，有助於增加骨密度並防止骨質流失。推測對於牙齒骨質的流失應該也有幫助。

由於乳鐵蛋白在人體防禦系統中可說是第一線的戰士，體液中的乳鐵蛋白含量，會在發炎過程中顯著增加，顯示該處正在受到感染，因此會啟動免疫機制大量分泌乳鐵蛋白，進行抗發炎作用[56]。勒帕托(Lepanto)等人的研究提出，藉由口服乳鐵蛋白，能降低血清IL-6並使鐵達到穩定狀態，避免細胞和組織損傷[57]。

提升免疫　穩定口腔菌叢平衡

許多免疫細胞上都有乳鐵蛋白的受體，因此，乳鐵蛋

圖11 乳鐵蛋白抗發炎機制[56]

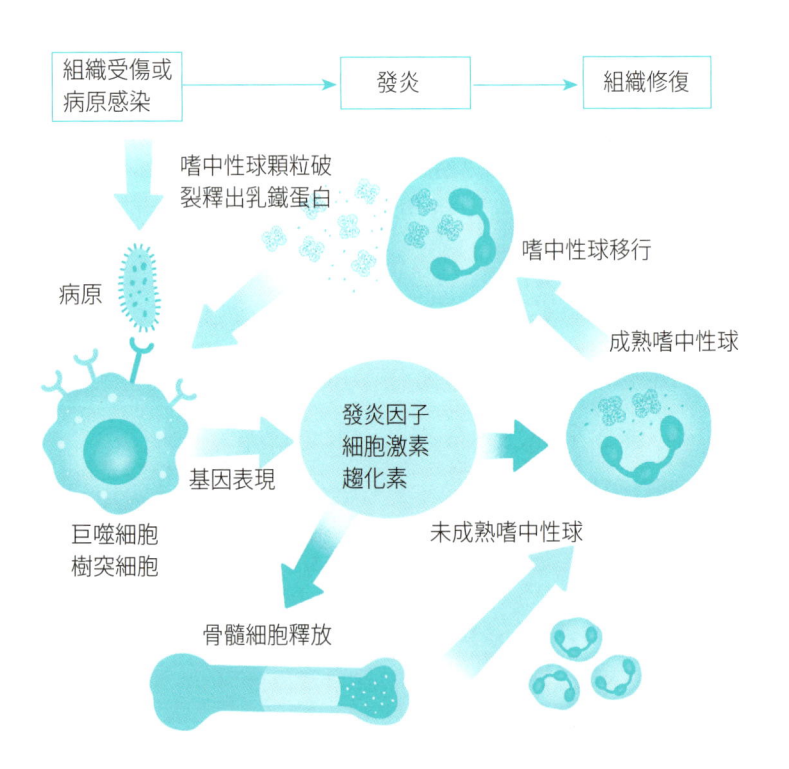

組織受傷或病原感染 → 發炎 → 組織修復

嗜中性球顆粒破裂釋出乳鐵蛋白

病原

嗜中性球移行

成熟嗜中性球

基因表現

發炎因子
細胞激素
趨化素

未成熟嗜中性球

巨噬細胞
樹突細胞

骨髓細胞釋放

受傷或病原菌感染時,巨噬細胞和樹突細胞會活化刺激發炎因子產生,這些發炎因子誘發成熟的嗜中性球分泌乳鐵蛋白;另一方面,也會刺激骨髓釋出儲備用的未成熟的嗜中性球。成熟的嗜中性球釋出大量的乳鐵蛋白後,會和病原或巨噬細胞等免疫細胞結合,抑制發炎因子產生,終止發炎反應,進入組織修復階段。

白有高度調節免疫系統的作用，可以直接影響免疫細胞的增生和分化[58]，例如：淋巴細胞、巨噬細胞和蘭格罕氏細胞，以及透過增加自然殺手細胞（natural killer cell）、嗜中性球（neutrophil）和巨噬細胞（macrophage）的活性，來改變白血球的作用，還能影響後天性免疫細胞（adaptive immune cell），如T細胞和B細胞。

通過調節免疫反應，乳鐵蛋白能增強身體對抗感染的能力，同時免疫系統的調控直接影響口腔內微生物的平衡，這對於口腔健康的維護更是重要關鍵。

另外，乳鐵蛋白能夠促進口腔內有益菌的生長，抑制有害菌的繁殖，進而維持口腔內菌叢的健康平衡。根據研究，服用乳鐵蛋白補充劑的人比不服用乳鐵蛋白補充劑的人擁有更健康的牙齦和更少的蛀牙，除了能維持口腔健康外，還能進而降低發生全身性疾病、自體免疫性疾病和阿茲海默症等重大疾病的風險。

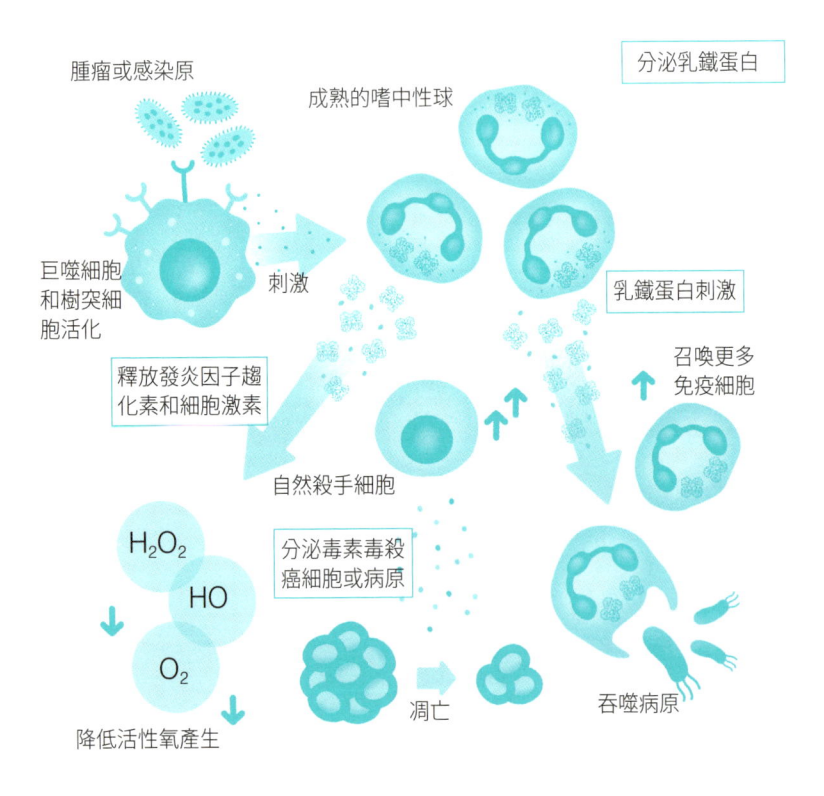

圖12 乳鐵蛋白調節免疫機制[58]

腫瘤或感染原
成熟的嗜中性球
分泌乳鐵蛋白
巨噬細胞和樹突細胞活化
刺激
乳鐵蛋白刺激
釋放發炎因子趨化素和細胞激素
召喚更多免疫細胞
自然殺手細胞
H_2O_2
HO
O_2
分泌毒素毒殺癌細胞或病原
凋亡
吞噬病原
降低活性氧產生

受傷或病原菌感染時，巨噬細胞和樹突細胞會活化刺激發炎因子產生，這些發炎因子誘發成熟的嗜中性球分泌乳鐵蛋白；成熟的嗜中性球釋出大量的乳鐵蛋白後，會和病原或巨噬細胞等免疫細胞結合，抑制發炎因子產生，同時也降低活性氧，終止發炎反應。另一方面，也會召喚更多免疫細胞，包括嗜中性球和自然殺手細胞，吞噬病原或是分泌毒素毒殺病原或癌細胞。

Part 5　口腔內的神奇特效藥——乳鐵蛋白

乳鐵蛋白對
口腔疾病的助益

隨著人類對乳鐵蛋白了解越來越深，應用也跟著越來越廣。從前面幾章中，我們已經深入了解，口腔問題對身體健康的影響有多麼的大，也對乳鐵蛋白的特性以及對口腔的影響有了更深層的認識，接下來就來看看乳鐵蛋白的解方——解決口腔為我們帶來的困擾。

解決口臭祕訣｜重建口腔內的菌叢平衡

會有口臭主要是口腔內的細菌產生的揮發性硫化物造成的，這些揮發性的硫化物具有毒性，會破壞口腔黏膜組織，減弱黏膜的保護力，抑制膠原蛋白合成和成骨細胞的增生，進一步加重牙周病的病情。若使用抗生素治療，雖然可以殺滅這些產生硫化物的菌群，但同時也會破壞其他共生菌的平衡，因此想要解決口臭的困擾，最好的方式就是使失衡的菌

叢重新平衡，避免這些壞菌成為主流作亂。

2011年有個僅15人的小型臨床實驗[59]，研究對象在口服含乳鐵蛋白100毫克和1.8毫克乳過氧化酵素的錠劑兩顆後，分別檢測服用前和服用後10分鐘、1小時和2小時的口腔硫化物濃度，結果發現服用乳鐵蛋白10分鐘後，甲硫醇濃度大幅降低。

進一步利用DNA片段的多樣態分析發現，產生硫化物的相關細菌包括：普雷沃特菌、卟琳單胞菌、密螺旋體的數量也顯著低於對照組。之後還有幾個臨床實驗都獲得同樣結論，證實乳鐵蛋白因具有抑菌作用，能幫助維持口腔菌叢平衡[60]，所以可以幫助維持好口氣。

目前已經有市售的漱口水或口含錠添加乳鐵蛋白，以達到平衡口腔菌、避免口臭的目的。

解決口乾祕訣│修復受損的唾液腺

我們會覺得口乾舌燥除了因為水分補充不足外，壓力大、或是其他疾病導致的唾液腺功能障礙，也可能讓人感到口乾。

根據研究報告[61]，很多時候患者認為的口乾症(dry mouth,

xerostomia)是主觀感覺口乾，只有約37%的患者真正有唾液量減少的問題。另外有研究指出，唾液腺的體積如果減小為50%會造成口乾，但也有可能唾液腺的體積仍在正常範圍內卻感到口乾的。根據目前查得到的資料，口乾症的發生率在65歲以上為30%，80歲以上則提高到40%，通常女性高於男性。

造成年長者口乾的因素非常多，包括：牙齒問題（蛀牙、牙周病）、口腔感染、慢性病和自體免疫性疾病、甚至是阿茲海默症等；另外，服藥的副作用、頭頸癌病人放射線治療的副作用等，也都可能造成口乾症狀。口乾症會使唾液變得較為黏稠，造成吞嚥、咀嚼或發聲困難，另外唾液減少也會造成味覺改變、降低潤滑和清潔的功能，進而影響口腔衛生。

雖然目前對於口乾症的發生原因尚未清楚，但如果長期不處理「口乾症」，將會造成口腔的諸多問題，最常見的就是蛀牙、牙周病、口腔感染或味覺改變，更嚴重一點甚至會影響說話、進食和吞嚥，甚至也有研究報告發現，口乾症可能加劇阿茲海默症的症狀，因此和癌症、心臟病等致命疾病相比，口乾症像是比較不嚴重但若置之不理，對生活和身體還是有不少的干擾。

口乾症沒有任何可根治的方法，加上很多年長者都會服用慢性藥物，因此口乾症很有可能就是疾病或藥物的副作用，目前解決口乾症困擾的作法多是靠藥物或是人工唾液、使用具舒緩效果的口腔保濕凝膠或噴霧、嚼不含糖的口香糖或糖果以刺激唾液分泌來緩解口乾症狀、避免造成或惡化口乾症，同時預防口腔併發症，如口腔發炎、蛀牙、口腔念珠菌感染等。

另外，也可以藉由練習將上下牙齒輕扣或是將舌頭往後捲等運動，刺激唾液分泌來緩解口乾的症狀，只不過，很少人可以持之以恆的練習。

幸好隨著越來越多的研究報告和我們內部的動物實驗都顯示，以乳鐵蛋白處理經過放射線照射破壞後的唾液腺一個月後，唾液腺的體積明顯接近未受放射線處理組，且唾液的分泌量趨於正常，能證實乳鐵蛋白可以修復受損的唾液腺。因此，我覺得乳鐵蛋白應該很有機會發展為治療口乾症的藥物。

解決口腔黏膜炎的祕訣｜抗發炎減緩不適

因化療或放射線治療引起的口腔黏膜炎像是口腔黏膜潰瘍及疼痛等問題，一直讓患者們苦不堪言，通常只能靠藥物

治療搭配低致敏的漱口水來減緩。但口腔黏膜漱口水與噴劑效果有限，加上部分產品內含酒精與丙二醇，對口腔黏膜及傷口具有刺激性，使用起來也會相當的不舒服。

目前全球現有應用於口腔黏膜炎照顧的類似產品主要有Gelclair、Episil與MuGard。這些產品多為歐美上市醫療器材，以良好之生醫材料作為潰瘍處之物理性屏障，以達到減輕傷口之效果。

但其實透過口腔唾液中大量的乳鐵蛋白或是口服補充乳鐵蛋白，利用乳鐵蛋白抑菌、殺菌、抗發炎和修補黏膜細胞之功效，就能達到緩解口腔黏膜炎所造成的疼痛和避免黏膜損傷惡化，加速黏膜組織的修補，改善口腔的不適感。

解決蛀牙的祕訣｜抑制口腔微生物的生長

蛀牙是一種慢性細菌感染，嚴重時，可不只是牙痛而已，嚴重時可能會引發全身多部位、多器官、系統性疾病，危害人的全身健康與生存品質，因此不能輕忽。

之所以會有蛀牙是口腔中的細菌分解食物中的糖分，並產生酸性物質侵蝕牙齒表面所引起的，因此蛀牙和口腔中細菌的種類、飲食習慣及口腔衛生有很大的關聯。

好在我們唾液中的乳鐵蛋白，能有效抑制口腔微生物生長，保護口腔免受多種病原菌的侵害，其中包括造成蛀牙的「轉糖鏈球菌」。研究證明，受試者唾液中的乳鐵蛋白，具有直接殺死轉糖鏈球菌和其他產酸細菌的能力[62]。另外，在兒童的蛀牙研究中，可以發現蛀牙組兒童口腔內的乳鐵蛋白含量顯著高於沒有蛀牙那一組。因為當蛀牙情況嚴重時，人體會分泌更多的乳鐵蛋白來對抗細菌和發炎，這也證明了乳鐵蛋白是對兒童蛀牙患者來說，是很重要的成分。

另一項關於唾液中乳鐵蛋白與兒童蛀牙關係的研究發現，兒童早期蛀牙與唾液中的乳鐵蛋白濃度較低有關，換句話說，唾液中乳鐵蛋白量的減少，可能就是造成兒童蛀牙的關鍵因素。從以上研究，我們可以知道，在兒童階段乳鐵蛋白含量的變化，對於蛀牙的發生、和整個發展過程，可能都扮演了重要的作用。

解決牙周病的祕訣｜避免蝕骨細胞過度活化

牙周病泛指牙齒周圍組織受到牙齦卟啉單胞菌（Porphyromonas gingivalis）和其他細菌感染所造成的疾病，牙周病患者的牙齦與支撐牙齒的齒槽骨會隨著病情的惡化而逐漸萎縮，之後出現牙齒動搖，甚至脫落的現象。

據統計,台灣50歲以上的族群約有8成以上的人患有牙周病,可見這是一個不容小覷的疾病。牙齦卟啉單胞菌屬於革蘭氏陰性厭氧桿菌,其細菌膜的「脂多醣」(內毒素,LPS)成分就是引起牙齦發炎,最終導致牙槽骨被吸收的元凶。研究證實乳鐵蛋白可透過抑制脂多醣引發的發炎反應,避免骨質被吸收[51]。

日本學者山野(Yamano)等人已經證明,口服乳鐵蛋白可以抑制小鼠牙周組織細胞受到細菌脂多醣刺激而分泌腫瘤壞死因子(TNF-α,是一種促進發炎反應的細胞激素),並調節成骨細胞和蝕骨細胞的平衡,避免蝕骨細胞過度活化破壞骨質,引發牙周組織的破壞[63]。

另一位學者石角(Ishikado)等人則是讓牙周病患者口服以大豆磷脂醯膽鹼為包覆材料的「微脂體牛乳鐵蛋白」(liposome bovine lactoferrin, L-bLf)進行治療,因以微脂體包覆後,乳鐵蛋白比較不容易被分解,因此可延長藥效。實驗發現,每日口服180毫克的乳鐵蛋白錠劑給12例不同患部、牙周探診深度(periodontal depth,越深表示牙周病越嚴重)超過3mm的受試者,4週後發現,補充L-bLf的患者牙周探診深度降低,證明能有效改善牙周病[64]。

解決咽喉炎的祕訣｜干擾病原體啟動免疫系統

咽喉炎是一種常見的喉嚨感染，屬於上呼吸道疾病，通常由病毒或是少部分細菌引起，症狀包括喉嚨痛、吞嚥困難、發燒等。乳鐵蛋白的抗菌和抗病毒特性，使其在預防和緩解咽喉炎方面具有潛力。研究發現，乳鐵蛋白可以直接干擾病原體的增殖，並降低發炎反應，啟動免疫系統清除感染原，從而使身體恢復健康。

在日常生活中，保護咽喉健康可以從避免接觸感冒患者、保持適當的室內濕度、飲用溫水和茶飲等小習慣開始。乳鐵蛋白在護喉產品中的應用，例如喉糖或噴劑，正逐漸受到重視，這些產品能有效緩解咽喉不適並預防感染。

解決牙齒黑斑的祕訣｜阻斷硫化物和鐵結合

很多人都嚮往有一口潔白的牙齒，但因為飲食習慣的關係，像是抽菸、喝茶、咖啡、中藥、長期補充鐵劑者，都容易造成牙齒色素沉澱，影響了牙齒的美觀。為什麼會有這些黑色素附著在牙齒上呢？最主要是因為我們的口腔裡有許多的細菌，其中的放線菌(Actinomyces)所產生的硫化氫和口水中的含鐵化合物接觸，就會形成硫化鐵，沉積在牙齒上而形成黑斑，雖然放線菌也是口腔內的壞菌，但此菌並不會造成

蛀牙、牙結石,只是會讓你覺得牙齒變醜。

根據研究,牙齒黑斑除了出現在上述飲食習慣者外,也有2.4%到18%的機率出現在幼童、年長者或口乾症患者上。雖然牙齒黑斑的病因仍有爭議,但是有力的證據顯示,應該和鐵質的恆定異常有關,包括:組織中鐵的累積和分泌、血液中鐵的不足(缺鐵性貧血、發炎、和發炎性貧血)。從研究的數據中也可以發現,服用鐵劑的人較易有牙齒黑斑的現象,而黑斑內的鐵濃度比牙菌斑高,更加證實口腔中鐵的濃度和黑斑的形成呈正相關。

根據2019年義大利團隊發表的臨床實驗,兩位牙齒黑斑患者每天服用兩次含50毫克的乳鐵蛋白口含錠,並配合正常的口腔清潔程序,三個月後可完全清除黑斑。乳鐵蛋白之所以有此功效,主要有兩個原因:第一是因為乳鐵蛋白的直接抗菌功能,可減少放線菌的孳生;另一個是因為乳鐵蛋白可阻斷放線菌所產生的硫化物和鐵結合,避免產生硫化鐵,因而減少了牙齒上的黑色沉積物[65]。

這樣的實驗結果讓人感到振奮,因為目前牙齒黑斑的去除只能用物理或化學的方式,而且去除後仍會反覆發生,處理的次數多了不免會傷害牙齒表面,造成牙齒表面凹凸不平,更容易藏汙納垢。因此若是能透過口服乳鐵蛋白來避免牙齒色素沉澱,對大多數人來說是一大福音。當然日常生活

中避免吃容易產生黑色素的食物，做好日常的口腔清潔，多喝水，都能有效避免黑色素的產生。

Part 5

口腔內的神奇特效藥——乳鐵蛋白

乳鐵蛋白對
身體疾病的助益

現在我們知道乳鐵蛋白在維繫口腔健康及解決口腔疾病困擾上能發揮相當有效的作用,隨著醫學研究的深入,乳鐵蛋白的潛在醫療應用也被逐漸發掘出來。接下來,就讓我們來看看乳鐵蛋白對其他身體疾病能提供那些幫助。

乳鐵蛋白與消化系統疾病

在過去,治療胃幽門螺旋桿菌感染最常見的方式是三合一療法(triple therapy),通常以奧美拉唑(omeprazole)亦即質子幫浦抑制劑(proton pump inhibitor, PPI)、安莫西林(amoxicillin,抗生素)或替硝唑(tinidazole,抗感染藥)和克拉黴素(clarithromycin)等藥物組合消滅胃幽門螺旋桿菌。然而,抗生素的使用往往會讓細菌產生抗藥性,因此這種三合一療法的除菌率一旦不如預期,療效就會明顯下降。

根據一場約1,343人參與的9項臨床實驗結果發現[66]，三合一療法合併使用乳鐵蛋白，可將原本75％的胃幽門螺旋桿菌清除率提高到90％，並且能降低藥物所造成的噁心副作用。研究發現，因為乳鐵蛋白具有抗菌、抗發炎和促進傷口癒合等多重功效。因此，能夠透過抑制細菌生長，有效解決幽門螺旋桿菌引起的胃部發炎和潰瘍（受到胃液侵蝕而潰爛）問題。

乳鐵蛋白與免疫系統疾病

類風濕性關節炎（RA）是一種由腫瘤壞死因子 α（TNF-α）導致的自體免疫性疾病，特徵是發炎性的骨質破壞。在模擬遺傳性類風溼性關節炎的小鼠模型，口服微脂質體包裹的乳鐵蛋白顯著減少了小鼠腳踝關節腫脹和骨質的破壞。這個實驗顯示乳鐵蛋白可能通過抑制TNF-α的產生，有效預防類風濕性關節炎的病理進展。因此，合理的推論補充乳鐵蛋白具有潛在的預防或治療類風濕性關節炎的效果[67]。

對於一些免疫力較低的人群來說，日常生活中的感染風險比較高，如果有乳鐵蛋白來當作天然免疫增強劑，將能有效幫助老人與慢性病患者提升免疫力。例如，一位經常因免疫力低下而感冒的老年人，可以在日常飲食中加入富含乳鐵蛋白的保健品或食品，這不僅能降低他們罹患呼吸道感染的

風險,還能幫助他們更快恢復健康。

乳鐵蛋白與嬰幼兒健康

對於新生兒來說,乳鐵蛋白更是健康成長過程中的一大助力。母乳中的乳鐵蛋白含量相對較高,不僅有助新生兒的腸道和腦部發育,還能有效提升他們的免疫力,抵禦外界的感染。因此,越來越多的嬰兒奶粉中也開始添加乳鐵蛋白,以幫助那些無法完全依賴母乳餵養的新生兒們好好發育。

乳鐵蛋白與阿茲海默症

阿茲海默症是一種慢性神經退化性疾病,主要影響大腦的記憶和認知功能。早期症狀包括輕微的記憶力減退和無法集中注意力,隨著病情惡化,會導致長期的認知功能損傷,患者可能會逐漸失去日常生活自理的能力,典型症狀為記憶、思考和語言能力退化。

目前的動物實驗已經證實,乳鐵蛋白抗發炎特性可以作為神經保護劑,有助於保護神經元免受慢性發炎的損傷,進而減少疾病惡化的速度,改善認知功能和減低腦部老化。根據2017年在埃及執行的50人小型臨床實驗也發現[68],每日口服250毫克乳鐵蛋白3個月,就可以緩解阿茲海默症的病程和

認知退化。

至於幾年前造成全球恐慌的新型冠狀病毒，近期被發現會穿過血腦屏障，在大腦中造成腦霧、甚至是神經病變，而神經退化性病患者感染冠狀病毒後，症狀也會加劇。因為乳鐵蛋白已被證實能夠保護大腦中的神經，因此可作為神經性新冠肺炎（註：Neuro-COVID-19，新冠病毒穿過血腦障壁，造成大腦神經的損害）的潛在輔助藥劑[69]。目前熱門的藥物研究是將經過乳鐵蛋白修飾過的奈米治療藥物，做為神經退化性疾病或是腦瘤的藥物傳遞系統。

在日常生活中，預防阿茲海默症的風險可以從飲食和生活方式入手。例如，遵循地中海飲食、多運動、保持社交活動等，這些措施不僅對於全身健康有益，還能減少發炎狀況的發生，間接保護大腦健康。

乳鐵蛋白的神奇
遠遠超乎我們的想像

　　隨著科技的進步和對健康需求的提升，乳鐵蛋白作為功能性營養素的應用範圍不斷擴大，除了食品工業外，乳鐵蛋白的潛力也吸引了醫療和保健領域的廣泛關注。

　　因此，具有多功能的乳鐵蛋白已經被廣泛應用在各種食品中，從嬰兒配方奶粉到成人保健食品都有，隨著健康意識的普及，富含乳鐵蛋白的營養補充品成為忙碌現代人便利的選擇。例如，某些即食營養棒或飲品中特別添加了乳鐵蛋白，能夠幫助消費者增強免疫系統，同時補充日常所需的微量營養素。

　　在醫療保健領域方面，乳鐵蛋白因具有抗菌、抗病毒、抗氧化和抗發炎的效果，加上越來越多的臨床研究發現，乳鐵蛋白能夠治療感染性疾病並增強患者免疫力，在抗生素抗藥性問題日益嚴重的當下，乳鐵蛋白也被認為是天然的抗生

素,是減少抗生素使用的一種有效替代方案。

此外,為滿足人們對於自然美的追求,乳鐵蛋白因為具有抗氧化和抗發炎的特性,乳鐵蛋白也被廣泛應用在面霜、精華液等護膚產品上,以達到預防皮膚老化、改善暗沉。

事實上,我認為乳鐵蛋白的應用領域還將不斷擴展。隨著科技的進展,我們將有更多機會探索乳鐵蛋白在腫瘤治療、自體免疫疾病和腸道微生物調節等方面的潛力。未來,乳鐵蛋白可能不僅局限於日常保健和營養品,更可能成為現代醫療技術的一部分,幫助我們應對未來的各種健康挑戰。

參考資料

1. Şenel, S. An Overview of Physical, Microbiological and Immune Barriers of Oral Mucosa. *Int. J. Mol. Sci.* **22**, 7821 (2021).

2. Chibly, A. M., Aure, M. H., Patel, V. N. & Hoffman, M. P. Salivary gland function, development, and regeneration. *Physiol. Rev.* **102**, 1495–1552 (2022).

3. Gb, P. & Gh, C. Salivary secretion: mechanism and neural regulation. *Monogr. Oral Sci.* **24**, (2014).

4. Dawes, C. How much saliva is enough for avoidance of xerostomia? *Caries Res.* **38**, 236–240 (2004).

5. Jensen, S. B. *et al.* A systematic review of salivary gland hypofunction and xerostomia induced by cancer therapies: prevalence, severity and impact on quality of life. *Support. Care Cancer Off. J. Multinatl. Assoc. Support. Care Cancer* **18**, 1039–1060 (2010).

6. Li, Y., Taylor, J. M. G., Ten Haken, R. K. & Eisbruch, A. The impact of dose on parotid salivary recovery in head and neck cancer patients treated with radiation therapy. *Int. J. Radiat. Oncol. Biol. Phys.* **67**, 660–669 (2007).

7. Dirix, P., Nuyts, S. & Van den Bogaert, W. Radiation-induced xerostomia in patients with head and neck cancer: a literature review. *Cancer* **107**, 2525–2534 (2006).

8. Pulito, C. *et al.* Oral mucositis: the hidden side of cancer therapy. *J. Exp. Clin. Cancer Res. CR* **39**, 210 (2020).

9. Sroussi, H. Y. *et al.* Common oral complications of head and neck cancer radiation therapy: mucositis, infections, saliva change, fibrosis, sensory dysfunctions, dental caries, periodontal disease, and osteoradionecrosis. *Cancer Med.* **6**, 2918–2931 (2017).

10. Superti, F. Lactoferrin from Bovine Milk: A Protective Companion for Life. *Nutrients* **12**, 2562 (2020).

11. Sakai, M. *et al.* Identification of the protective mechanisms of Lactoferrin in the irradiated salivary gland. *Sci. Rep.* **7**, 9753 (2017).

12. Barbe, A. G., Schmidt-Park, Y., Hamacher, S., Derman, S. H. M. & Noack, M. J. Efficacy of GUM® Hydral versus Biotène® Oralbalance mouthwashes plus gels on symptoms of medication-induced xerostomia: a randomized, double-blind, crossover study. *Clin. Oral Investig.* **22**, 169–180 (2018).

13. Lung, C. B., Watson, G. E., Verma, S., Feng, C. & Saunders, R. H. Duration of effect of Biotène spray in patients with symptomatic dry mouth: A pilot study. Oral Surg. *Oral Med. Oral Pathol. Oral Radiol.* **131**, 415–421 (2021).

14. 郭雅雯. 第二十一卷第一期 - 老人口腔衰弱評估與照護需求文

參考資料

獻回顧. https://nursing.tzuchi.com.tw/index.php/2016-04-25-07-24-43/630-2022-02-24-07-54-14 (2022).

15. 口腔健康司. 「110-112年度我國成年及老年人口腔健康調查計畫成果報告」及摘要說明簡報. 口腔健康司 https://dep.mohw.gov.tw/DOOH/cp-6553-77820-124.html (2024).

16. Chowdhry, A., Kapoor, P., Bhargava, D. & Bagga, D. K. Exploring the oral microbiome: an updated multidisciplinary oral healthcare perspective. *Discoveries* **11**, e165 (2024).

17. Maier, T. Oral Microbiome in Health and Disease: Maintaining a Healthy, Balanced Ecosystem and Reversing Dysbiosis. *Microorganisms* **11**, 1453 (2023).

18. Baker, J. L., Mark Welch, J. L., Kauffman, K. M., McLean, J. S. & He, X. The oral microbiome: diversity, biogeography and human health. *Nat. Rev. Microbiol.* **22**, 89–104 (2024).

19. Tan, X., Wang, Y. & Gong, T. The interplay between oral microbiota, gut microbiota and systematic diseases. *J. Oral Microbiol.* **15**, 2213112 (2023).

20. Zijnge, V. *et al.* Oral biofilm architecture on natural teeth. *PloS One* **5**, e9321 (2010).

21. Tan, X., Wang, Y. & Gong, T. The interplay between oral

microbiota, gut microbiota and systematic diseases. *J. Oral Microbiol.* **15**, 2213112 (2023).

22. Deo, P. N. & Deshmukh, R. Oral microbiome: Unveiling the fundamentals. *J. Oral Maxillofac. Pathol. JOMFP* **23**, 122–128 (2019).

23. D, B. The salivary microbiota in health and disease. *J. Oral Microbiol.* **12**, (2020).

24. 衛福季刊_No.34. https://www.mohwpaper.tw/adv3/maz34/ebook/index.html (2022).

25. Zemedikun, D. T. *et al.* Burden of chronic diseases associated with periodontal diseases: a retrospective cohort study using UK primary care data. *BMJ Open* **11**, e048296 (2021).

26. Ds, M. *et al.* Plasma antibodies to oral bacteria and risk of pancreatic cancer in a large European prospective cohort study. *Gut* **62**, (2013).

27. Zhang, L. *et al.* The adhesin RadD enhances Fusobacterium nucleatum tumour colonization and colorectal carcinogenesis. *Nat. Microbiol.* **9**, 2292–2307 (2024).

28. Hosgood, H. D. *et al.* Variation in oral microbiome is associated with future risk of lung cancer among never-smokers. *Thorax* **76**, 256–263 (2021).

參考資料

29. Gao, S. *et al.* Presence of Porphyromonas gingivalis in esophagus and its association with the clinicopathological characteristics and survival in patients with esophageal cancer. *Infect. Agent. Cancer* **11**, 3 (2016).

30. Kawasaki, M. *et al.* Oral infectious bacteria in dental plaque and saliva as risk factors in patients with esophageal cancer. *Cancer* **127**, 512–519 (2021).

31. Zhang, L., Chen, X., Ren, B., Zhou, X. & Cheng, L. Helicobacter pylori in the Oral Cavity: Current Evidence and Potential Survival Strategies. *Int. J. Mol. Sci.* **23**, 13646 (2022).

32. Read, E., Curtis, M. A. & Neves, J. F. The role of oral bacteria in inflammatory bowel disease. *Nat. Rev. Gastroenterol. Hepatol.* **18**, 731–742 (2021).

33. Pignatelli, P., Nuccio, F., Piattelli, A. & Curia, M. C. The Role of Fusobacterium nucleatum in Oral and Colorectal Carcinogenesis. *Microorganisms* **11**, 2358 (2023).

34. Weber, C., Dilthey, A. & Finzer, P. The role of microbiome-host interactions in the development of Alzheimer's disease. *Front. Cell. Infect. Microbiol.* **13**, 1151021 (2023).

35. Qian, J. *et al.* Periodontitis Salivary Microbiota Worsens Colitis. *J.*

Dent. Res. **101**, 559–568 (2022).

36. Radaic, A. & Kapila, Y. L. The oralome and its dysbiosis: New insights into oral microbiome-host interactions. *Comput. Struct. Biotechnol. J.* **19**, 1335–1360 (2021).

37. Ahmadi, P. *et al.* Impacts of Porphyromonas gingivalis periodontitis on rheumatoid arthritis autoimmunity. *Int. Immunopharmacol.* **118**, 109936 (2023).

38. Proctor, G. B. & Shaalan, A. M. Disease-Induced Changes in Salivary Gland Function and the Composition of Saliva. *J. Dent. Res.* **100**, 1201–1209 (2021).

39. Marsh, P. D., Do, T., Beighton, D. & Devine, D. A. Influence of saliva on the oral microbiota. *Periodontol. 2000* **70**, 80–92 (2016).

40. Farnaud, S. J. C., Kosti, O., Getting, S. J. & Renshaw, D. Saliva: physiology and diagnostic potential in health and disease. *ScientificWorldJournal* **10**, 434–456 (2010).

41. Berlutti, F., Pilloni, A., Pietropaoli, M., Polimeni, A. & Valenti, P. Lactoferrin and oral diseases: current status and perspective in periodontitis. *Ann. Stomatol. (Roma)* **2**, 10–18 (2011).

42. Krupińska, A. M. & Bogucki, Z. Clinical aspects of the use of lactoferrin in dentistry. *J. Oral Biosci.* **63**, 129–133 (2021).

參考資料

43. Hong, R. *et al.* A review of the biological activities of lactoferrin: mechanisms and potential applications. *Food Funct.* **15**, 8182–8199 (2024).

44. El-Loly, M. M. & Mahfouz, M. B. Lactoferrin in Relation to Biological Functions and Applications: A Review. *Int. J. Dairy Sci.* **6**, 79–111 (2011).

45. Superti, F. Lactoferrin from Bovine Milk: A Protective Companion for Life. *Nutrients* **12**, 2562 (2020).

46. Antoshin, A. A. *et al.* Lactoferrin as a regenerative agent: The old-new panacea? *Pharmacol. Res.* **167**, 105564 (2021).

47. Kowalczyk, P. *et al.* The Lactoferrin Phenomenon-A Miracle Molecule. *Mol. Basel Switz.* **27**, 2941 (2022).

48. Avalos-Gómez, C. *et al.* Lactoferrin: An Effective Weapon in the Battle Against Bacterial Infections. *Curr. Pharm. Des.* **28**, 3243–3260 (2022).

49. Velusamy, S. K., Markowitz, K., Fine, D. H. & Velliyagounder, K. Human lactoferrin protects against Streptococcus mutans-induced caries in mice. *Oral Dis.* **22**, 148–154 (2016).

50. Velusamy, S. K., Fine, D. H. & Velliyagounder, K. Prophylactic effect of human lactoferrin against Streptococcus mutans bacteremia in

lactoferrin knockout mice. *Microbes Infect.* **16**, 762–767 (2014).

51. L, R. *et al.* Lactoferrin and oral pathologies: a therapeutic treatment. Biochem. Cell Biol. *Biochim. Biol. Cell.* **99**, (2021).

52. Masci, J. R. Complete response of severe, refractory oral candidiasis to mouthwash containing lactoferrin and lysozyme. *AIDS Lond. Engl.* **14**, 2403–2404 (2000).

53. Oncul, B., Karakis, D. & Dogruman Al, F. The effect of two artificial salivas on the adhesion of Candida albicans to heat-polymerized acrylic resin. *J. Adv. Prosthodont.* **7**, 93–97 (2015).

54. Mattar, E. H., Elrashdy, F., Almehdar, H. A., Uversky, V. N. & Redwan, E. M. Natural resources to control COVID-19: could lactoferrin amend SARS-CoV-2 infectivity? *PeerJ* **9**, e11303 (2021).

55. Naot, D., Grey, A., Reid, I. R. & Cornish, J. Lactoferrin--a novel bone growth factor. *Clin. Med. Res.* **3**, 93–101 (2005).

56. Kruzel, M. L., Zimecki, M. & Actor, J. K. Lactoferrin in a Context of Inflammation-Induced Pathology. *Front. Immunol.* **8**, 1438 (2017).

57. Lepanto, M. S. *et al.* Efficacy of Lactoferrin Oral Administration in the Treatment of Anemia and Anemia of Inflammation in Pregnant and Non-pregnant Women: An Interventional Study. *Front. Immunol.* **9**, 2123 (2018).

參考資料

58. Elzoghby, A. O. *et al.* Lactoferrin, a multi-functional glycoprotein: Active therapeutic, drug nanocarrier & targeting ligand. *Biomaterials* **263**, 120355 (2020).

59. Shin, K. *et al.* Effects of a composition containing lactoferrin and lactoperoxidase on oral malodor and salivary bacteria: a randomized, double-blind, crossover, placebo-controlled clinical trial. *Clin. Oral Investig.* **15**, 485–493 (2011).

60. Rajasekaran, J. J. *et al.* Oral Microbiome: A Review of Its Impact on Oral and Systemic Health. *Microorganisms* **12**, 1797 (2024).

61. Ying Joanna, N. D. & Thomson, W. M. Dry mouth – An overview. *Singapore Dent. J.* **36**, 12–17 (2015).

62. Fine, D. H. Lactoferrin: A Roadmap to the Borderland between Caries and Periodontal Disease. *J. Dent. Res.* **94**, 768–776 (2015).

63. Yamano, E. *et al.* Inhibitory effects of orally administrated liposomal bovine lactoferrin on the LPS-induced osteoclastogenesis. Lab. Investig. *J. Tech. Methods Pathol.* **90**, 1236–1246 (2010).

64. Ishikado, A. *et al.* Human trial of liposomal lactoferrin supplementation for periodontal disease. *Biol. Pharm. Bull.* **33**, 1758–1762 (2010).

65. Sangermano, R. *et al.* The treatment of black stain associated with

of iron metabolism disorders with lactoferrin: a litterature search and two case studies. *Clin. Ter.* **170**, e373–e381 (2019).

66. Zou, J., Dong, J. & Yu, X. F. Meta-analysis: the effect of supplementation with lactoferrin on eradication rates and adverse events during Helicobacter pylori eradication therapy. *Helicobacter* **14**, 119–127 (2009).

67. Yanagisawa, S. *et al.* Oral administration of bovine lactoferrin suppresses the progression of rheumatoid arthritis in an SKG mouse model. *PloS One* **17**, e0263254 (2022).

68. Mohamed, W. A., Salama, R. M. & Schaalan, M. F. A pilot study on the effect of lactoferrin on Alzheimer's disease pathological sequelae: Impact of the p-Akt/PTEN pathway. Biomed. Pharmacother. *Biomedecine Pharmacother.* **111**, 714–723 (2019).

69. Naidu, S. A. G., Wallace, T. C., Davies, K. J. A. & Naidu, A. S. Lactoferrin for Mental Health: Neuro-Redox Regulation and Neuroprotective Effects across the Blood-Brain Barrier with Special Reference to Neuro-COVID-19. *J. Diet. Suppl.* **20**, 218–253 (2023).

國家圖書館出版品預行編目 (CPI) 資料

不生病的口腔健康力：口水的神奇防護力，讓「口腔」不再是健康破口！/ 黃琇琴文. -- 初版. -- 臺北市：一方青出版國際有限公司, 2024.12
面；公分
ISBN 978-986-97109-5-4（平裝）

1.CST: 口腔疾病 2.CST: 口腔衛生 3.CST: 醣蛋白

416.9　　　　　　　　　　　　113016480

不生病的口腔健康力
口水的神奇防護力，讓「口腔」不再是健康破口！
The Power of Oral Health: How the Miracle of Saliva Prevents Illness

作　　　者：	黃琇琴
封面設計：	鄭婷之
插　　　畫：	陳巧蓓
內頁設計：	洪菁穗
發 行 人：	張惠卿
副 總 編：	黃信瑜
特約編輯：	凱　特
行　　銷：	方家敏、王品涵
出 版 者：	一方青出版國際有限公司
地　　址：	台北市大安區青田街 2 巷 18 號 1 樓
電　　話：	(02) 23927742
網　　址：	https://www.greenfans9558.com
粉　　專：	www.facebook.com/greenfans558/
E - m a i l：	chinchin239@gmail.com
印　　製：	禹利電子分色有限公司
初　　版：	2024 年 12 月
郵撥帳號：	5037-5161　一方青出版國際有限公司
定　　價：	新台幣 350 元（平裝）
	（購書運費 60 元，外島 100 元，600 元以上免運費）

本書如有缺頁、破損、倒裝，請寄回更換。
ISBN ：978-986-97109-5-4

總經銷：紅螞蟻股份有限公司
台北市內湖區舊宗路二段 121 巷 19 號 1 樓
電話：(02)27953656
傳真：(02)27954100